中医诊疗技术感染防控手册

主审　田碧文　杨志敏　徐凤琴

主编　邓丽丽　刘旭生　韩　云

U0199474

人民卫生出版社

·北京·

图书在版编目（CIP）数据

中医诊疗技术感染防控手册/邓丽丽，刘旭生，韩云主编. —北京：人民卫生出版社，2021.10
ISBN 978-7-117-32283-6

Ⅰ.①中… Ⅱ.①邓… ②刘… ③韩… Ⅲ.①中医医院—感染—预防（卫生）—手册 Ⅳ.①R197.4-62

中国版本图书馆CIP数据核字（2021）第210981号

人卫智网	www.ipmph.com	医学教育、学术、考试、健康，购书智慧智能综合服务平台
人卫官网	www.pmph.com	人卫官方资讯发布平台

中医诊疗技术感染防控手册
Zhongyi Zhenliao Jishu Ganran Fangkong Shouce

主　　编：邓丽丽　刘旭生　韩　云
出版发行：人民卫生出版社（中继线 010-59780011）
地　　址：北京市朝阳区潘家园南里 19 号
邮　　编：100021
E - mail：pmph @ pmph.com
购书热线：010-59787592　010-59787584　010-65264830
印　　刷：三河市尚艺印装有限公司
经　　销：新华书店
开　　本：710×1000　1/16　印张：12
字　　数：203 千字
版　　次：2021 年 10 月第 1 版
印　　次：2021 年 11 月第 1 次印刷
标准书号：ISBN 978-7-117-32283-6
定　　价：59.00 元

打击盗版举报电话：010-59787491　E-mail：WQ @ pmph.com
质量问题联系电话：010-59787234　E-mail：zhiliang @ pmph.com

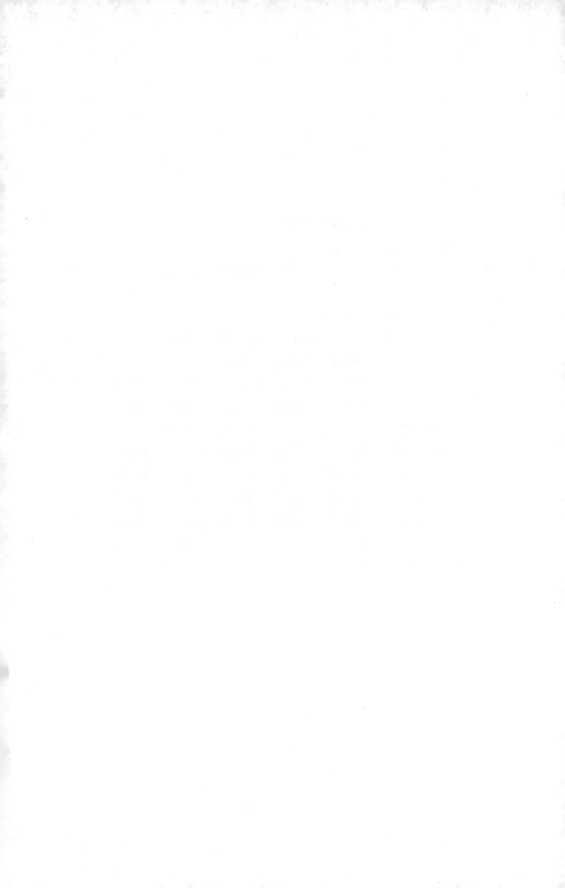

序

中医诊疗技术是现代中医学的重要组成部分，是中医院最具特色的综合实力体现。中医诊疗技术包括针灸、拔罐、熏蒸、刮痧、灌肠、敷熨等，涉及临床各科室、中医传统疗法机构、普通门诊等，开展人员包括医师、护士、规培医师、规培护士等，人员层次多样、水平不一。而中医诊疗技术种类繁多，尤其部分涉及侵入性操作，对医院感染防控（简称感染防控）的要求极其严格，这对医疗、护理人员均是重大挑战。

医院感染管理是医院管理水平的一个重要衡量标准，更是医院医疗安全的保障。医务人员既要开展好中医诊疗技术，发挥中医特色优势，又要做好医院感染防控，降低院感发生率，保障医疗安全，这对医务人员提出了中医诊疗与感染防控并行的新要求。

广东省中医院始建于1933年，是我国近代史上最早的中医医院之一，被誉为"南粤杏林第一家"，年门诊量达700余万人次，中医诊疗技术涉及临床多个部门。经历了2003年严重急性呼吸综合征（SARS）、2008年汶川大地震、2009年甲型H1N1流感、2013年H7N9型禽流感及2020年新型冠状病毒肺炎等重大公共卫生及灾难事件的挑战，在中医诊疗技术开展及感染防控方面积累了丰富的经验。为了方便医务人员迅速查阅中医诊疗中感染防控知识，广东省中医院团队携手广东省中西医结合学会肾病中医特色技术应用与推广专业委员会和广东省基层医药学会中西医结合呼吸与危重症专业委员会，总结多年临床经验，查阅最新的临床循证指南和文献，从中医诊疗技术感染防控基本技术、清洁消毒灭菌、不同类别中医特色诊疗技术相关医院感染防控、中医诊疗技术消毒评价标准、感染防控注意事项及常见问题等六个方面进行了精心的梳理与详细的阐述，全面叙述了在中医诊疗操作中经常遇到的各种感染防控问题。

　　本书突出中医诊疗中感染防控环节的全面性与实用性，语言精练，查找方便，结合了八大中医诊疗技术的简笔画，形式新颖，简单易懂，并融合了大量的图表，便于查阅，适合临床操作和带教时查看与指导，是一本特别适合医务人员开展中医诊疗的感染防控工具书。

前　言

随着生活水平的提高，人们对健康的需求日益增长。中医治未病的思想已深入广大民众内心，越来越多的健康及亚健康人群开始选择用中医药调理及治疗。中医药的发展是大趋势。2016年国务院印发的《中医药发展战略规划纲要（2016—2030年）》，确定了未来15年中医药发展的战略部署，指出：到2030年，中医药服务领域实现全面覆盖，中医药服务能力显著增强。全国从事中医诊疗技术的医疗机构迎来了巨大的发展契机，同时医疗机构感染防控也面临着更大的考验。日前，中医诊疗技术已经在全国众多医院各领域广泛应用，如何规范中医诊疗技术操作、严格执行医院感染防控，是中医药发展的重要环节之一，更是保障医疗安全的重要工作。

医院感染的预防与控制是一项系统性工程，涵盖了医院的每一个场所，涉及医院的每一名工作人员，贯穿在每一个诊疗操作环节之中。目前，许多中医医疗机构的感染管理工作存在着两方面的问题：一是部分中医医务人员的院感教育及知识有所欠缺。由于中医院校教材编排和规培体系的局限性，使得中医学专业的学生在接受理论学习时就较少接触感染学知识及感染相关的管理内容，自然在日常工作中对医院感染管理缺乏足够的认识和正确理解；二是缺乏具有中医医院特色的感染防控规范或共识，例如中医诊疗中可重复使用（简称复用）器具的消毒处理、中医诊疗过程中的环境要求及皮肤消毒规范等。这在一定程度上存在着医疗安全隐患。院感工作无小事，医院管理者应结合医院的具体情况，制订出切实可行的医院感染防控方案，才能够真正做到因地制宜、安全有效地开展安全的中医诊疗工作。

在此契机下，为进一步规范中医诊疗技术操作，提高医疗机构的中医诊疗相关感染预防和控制水平，依据国家相关管理部门的规范和标准，参考《中医医疗技术相关性感染预防与控制指南（试行）》等文件，结合参编者多年在中医诊疗中积累的医院感染防控经验，撰写了《中医诊疗技术感染防控手册》一书。本书共六章，包括中医诊疗技术感染防控基本技术、清洁消毒灭菌（涵盖中医诊疗器具的消毒及中医诊疗环境的消毒要求等）、不同类别中医特色诊疗技术相关医院感染防控、中医医疗技术相关性感染防控注意事项、中医诊疗感染防控知识 100 问、中医诊疗技术感染防控评价标准，对相关问题进行了详细的阐述；书中穿插有中医诊疗技术的简笔画，形式新颖，简单易懂。另外，本书增附了与目前感染防控息息相关的内容——新型冠状病毒肺炎的预防与控制措施、医务人员的分级防护要求。本书全面地叙述了在中医诊疗操作中可能遇到的各种感染防控问题，是一本中医诊疗操作规程的指导书，亦是一本实用的感染防控指引工具书。

本书可作为医疗机构开展中医诊疗技术的感染防控指引，亦可作为医学院校培训中医诊疗操作及感染防控的参考书籍，适用于医疗、护理及感染防控人员参考学习，适用面广。

本书集合广东省中医院、广东省中医院珠海医院、北京中医药大学深圳医院、深圳市宝安中医院（集团）、广东省中西医结合医院、甘肃省中医院、佛山市中医院等院感专家及临床医护人员的经验总结，且本书在编写过程中参考和引用了各类医学专著及文献，在此对原作者表示衷心的感谢。本书编写于新型冠状病毒肺炎防控期间，更能体现编者们的感染防控情怀。在此感谢广东省中医院医疗及护理同仁的鼎力支持，感谢在疫情期间各位撰稿专家的辛苦付出。

限于作者水平，书中难免有不妥之处，请广大读者不吝赐教。

编者

2021 年 6 月

目　录

第一章
中医诊疗技术感染防控基本技术

第一节 手卫生

一、手卫生的基本原则

（一）术语和定义

1. **手卫生** 医务人员在从事职业活动过程中洗手、卫生手消毒和外科手消毒的总称。

2. **洗手** 医务人员用流动水和洗手液（皂）揉搓冲洗双手，去除手部皮肤污垢、碎屑和部分微生物的过程。

3. **卫生手消毒** 医务人员用手消毒剂揉搓双手，以减少手部暂居菌的过程。

4. **外科手消毒** 外科手术前医务人员用流动水和洗手液揉搓冲洗双手、前臂至上臂下 1/3，再用手消毒剂清除或者杀灭手部、前臂至上臂下 1/3 暂居菌和减少常居菌的过程。

（二）基本原则

1. **医务人员手的基本要求**
（1）手部指甲长度不应超过指尖。
（2）手部不应佩戴戒指、手镯、手链等装饰物。

（3）手部不应佩戴人工指甲、涂抹指甲油等指甲装饰物。

2. 手卫生指征与方法的选择

（1）手卫生消毒指征：下列情况医务人员应洗手和／或使用手消毒剂进行手卫生：

1）接触患者前。

2）清洁、无菌操作前，包括进行侵入性操作前。

3）暴露患者体液风险后，包括接触患者黏膜、破损皮肤或伤口、血液、体液、分泌物、排泄物、伤口敷料等之后。

4）接触患者后。

5）接触患者周围环境后，包括接触患者周围的医疗相关器械、用具等物体表面后。

（2）手部没有肉眼可见污染时，宜首选速干手消毒剂进行卫生手消毒。

（3）以下情况应选择流动水洗手：

1）当手部有血液或其他体液等肉眼可见的污染时。

2）可能接触艰难梭菌、肠道病毒等对速干手消毒剂不敏感的病原微生物时。

（4）下列情况时医务人员应先用流动水洗手，然后进行卫生手消毒：

1）接触传染病患者的血液、体液和分泌物以及被传染性病原微生物污染的物品后。

2）直接为传染病患者进行检查、治疗、护理或处理传染患者污物之后。

3. 手卫生设施

（1）手卫生设施包括流动水、洗手液（皂）、干手物品、速干手消毒剂等。速干手消毒剂应放置在方便医务人员取用的位置。

（2）干手物品首选干手纸。

（3）洗手池应防喷溅，洗手池应与废液倾倒池、器械清洗池分开。

（4）洗手池与治疗物品准备台面、清洁物品放置台面距离宜＞1m。

（5）重点部门应配备非手触式水龙头。

（6）选择手消毒剂、清洁用品时应考虑到产品的刺激性、香味及护肤效果。

（7）如有条件，应保持洗手水温适宜。

（8）手消毒剂宜使用一次性包装。

（三）注意事项

1. 手卫生时最易忽视的地方为拇指、指尖及指缝，确保这些部位揉搓到位比强调所需时间、揉搓顺序更重要。

2. 戴手套不能代替手卫生，戴手套前、摘手套后应进行手卫生。

（四）其他管理要求

1. 应开展手卫生依从性、正确性监测及手卫生用品消耗量监测，并反馈监测结果，根据监测情况持续改进质量。

2. 应鼓励患者及家属参与手卫生。

（1）在病室及公共场所放置速干手消毒剂并张贴手卫生宣传图（手卫生指征及手卫生方法），鼓励患者及家属、探视人员在手卫生时机内执行手卫生。

（2）鼓励患者及家属监督、提醒医务人员规范执行手卫生。

二、卫生手消毒标准操作规程

（一）术语和定义

卫生手消毒：医务人员用手消毒剂揉搓双手，以减少手部暂居菌的过程。

（二）设施

1. 卫生手消毒时首选速干手消毒剂，过敏人群可选用其他手消毒剂。

2. 对手足口病相关病毒、轮状病毒等对醇类不敏感的肠道病毒不应选用含醇类消毒剂，而应选择含其他有效成分的手消毒剂。

3. 速干手消毒剂应符合国家有关规定，自制产品应符合相关配制标准。

4. 速干手消毒剂宜含有护肤成分，无异味、无刺激性等，医务人员应有良好的接受性。

5. 速干手消毒剂宜使用一次性包装，重复使用的容器每次用完应清洁、消毒。

6. 应设置在方便医务人员取用处。

（三）适用情形

1. 当医务人员手部没有肉眼可见污染时，宜优先选择速干手消毒剂进行卫生手消毒。

2. 使用速干手消毒剂进行卫生手消毒比使用流动水洗手更有优势。

（1）能更有效地杀灭致病菌和减少手部细菌数量。

（2）所需时间更少、更方便，从而更有利于提高手卫生依从性。

（3）因含有护肤成分，与肥皂（皂液）相比，引起皮肤干燥、受损情况少见。

（四）卫生手消毒方法

1. **取液** 取足量速干手消毒剂于掌心。

2. **涂抹** 涂抹双手，确保速干手消毒剂完全覆盖所有皮肤。

3. **揉搓** 认真揉搓双手至少 15s，注意清洗双手所有皮肤，包括指背、指尖和指缝，直至彻底干燥。具体揉搓步骤如图 1-1。

（1）掌心相对，手指并拢，相互揉搓。

（2）手心对手背沿指缝相互揉搓，交换进行。

（3）掌心相对，双手交叉指缝相互揉搓。

（4）弯曲手指使关节在另一手掌心旋转揉搓，交换进行。

（5）左手握住右手大拇指旋转揉搓，交换进行。

（6）将五个手指尖并拢，放在另一手掌心旋转揉搓，交换进行。

（7）螺旋式擦洗手腕，交换进行。

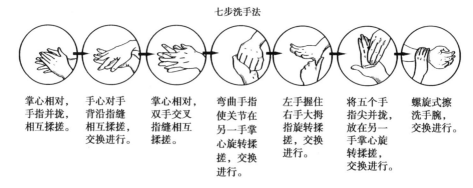

图 1-1　七步洗手法

三、外科手消毒标准操作规程

（一）术语和定义

1. **外科手消毒** 外科手术前医务人员用流动水和洗手液揉搓冲洗双手、前臂至上臂下 1/3，再用手消毒剂清除或者杀灭手部、前臂至上臂下 1/3 暂居菌和减少常居菌的过程。

2. **免冲洗手消毒剂** 主要用于外科手消毒，消毒后不需用水冲洗的手消毒剂。

（二）设施

1. 应根据手术间的数量合理设置洗手池及水龙头数量，每 2~4 间手术间应独立设置 1 个洗手池，水龙头数量应不少于手术间的数量。

2. 洗手池大小、高矮应适宜；应设有内缘，能防止水溅出；池面应光滑无死角、易清洁。洗手池应每日清洁并消毒。

3. 水龙头应为非手触模式。

4. 盛放洗手液的容器宜为一次性使用，重复使用的洗手液容器应至少每周清洁、消毒。

5. 手消毒剂的出液器应采用非手触式，手消毒剂宜采用一次性包装。

6. 外科手消毒剂应符合国家有关规定。

7. 应配备干手物品。干手巾应每人一用，用后清洁、灭菌；盛装消毒巾的容器应每次清洗、灭菌。

8. 应配备计时装置、外科手消毒流程图。

（三）适用范围

1. 外科手术前。

2. 为不同患者手术之间。

3. 手术过程中手套破损或手被污染时。

（四）注意事项

1. 不应佩戴假指甲、装饰指甲，注意保持指甲和指甲周围组织的清洁。

2. 在整个手消毒过程中应保持双手位于胸前并高于肘部，使水由手部流向肘部。

3．术后摘除手套后，应进行手卫生。

4．洗手与消毒可使用海绵、其他揉搓用品或双手相互揉搓。揉搓用品、清洁指甲用品应一人一用一消毒或者一次性使用，用后应放到指定的容器中，容器定期清洁消毒。

5．洗手池应每日清洁、消毒。

（五）操作方法

1．**第一步**　洗手（图1-2）。

（1）准备：洗手之前应先摘除手部饰物，并修剪指甲，长度应不超过指尖。

（2）湿手：在流动水下，使双手充分淋湿。

（3）取液：取足量洗手液均匀涂抹双手、前臂和上臂下1/3。

（4）揉搓：清洁双手时，可使用清洁指甲用品清洁指甲下的污垢和使用揉搓用品清洁手部皮肤的皱褶处。

1）按照七步揉搓法揉搓双手及手腕。

外科洗手法

准备：戴好口罩、帽子、着装规范；确认指甲修平。

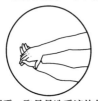
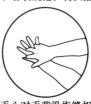

湿手，取足量洗手液均匀涂抹双手、前臂和上臂下1/3，掌心相对相互揉搓。

手心对手背沿指缝相互揉搓，交换进行。

掌心相对，双手交叉指缝相互揉搓。

弯曲手指使关节在另一手掌心旋转揉搓，交换进行。

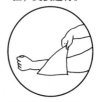

右手握住左手大拇指旋转揉搓，交换进行。

五个手指尖并拢放在另一掌心旋转揉搓，交换进行。

一手揉搓另一手的腕部、前臂及上臂下1/3皮肤，交换进行。

流动水冲洗双手、前臂和上臂下1/3，使用干手用品擦干。

图1-2　外科洗手法

2）揉搓前臂及上臂下 1/3。

（5）冲洗：用流动水冲洗双手、前臂和上臂下 1/3。

（6）擦干：用干手用品擦干双手、前臂和上臂下 1/3。

2. 第二步 消毒。

方法一：冲洗手消毒方法

（1）取液：取足量的外科手消毒剂涂抹至双手的每个部位、前臂和上臂下 1/3。

（2）揉搓：按照七步揉搓法认真揉搓直至彻底干燥，一般揉搓时间为 3～5min。

（3）冲洗：用流动水冲洗双手、前臂和上臂下 1/3。

（4）擦干：用无菌巾彻底擦干。

（5）特殊情况水质达不到《生活饮用水卫生标准》（GB 5749—2006）的规定要求时，应用外科手消毒剂再消毒双手后戴无菌手套。

方法二：免冲洗手消毒方法（图 1-3）。

（1）取适量的手消毒剂放置在左手掌上。

外科免冲洗手消毒法

步骤一：

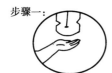

取适量的手消毒剂放置在左手掌心。 将右手指尖浸泡在手消毒剂中（≥5s）。 将手消毒剂涂抹在右手、前臂直至上臂下1/3。 确保通过环形运动环绕前臂至上臂下1/3，将手消毒剂完全覆盖皮肤区域，持续揉搓10～15s，直至消毒剂干燥。

步骤二：右手取适量手消毒液，左手指尖浸湿消毒，方法同步骤一。

步骤三：

取适量手消毒液。 掌心相对，手指并拢相互揉搓。 手心对手背沿指缝相互揉搓，交换进行。 掌心相对，双手交叉沿指缝相互揉搓。

弯曲手指关节在另一掌心旋转，揉搓，交换进行。 右手握住左手大拇指旋转揉搓，交换进行。 五个手指尖并拢放在另一掌心旋转揉搓，交换进行。 一手握住另一手腕旋转揉搓，交换进行。

图 1-3 外科免冲洗手消毒法

（2）将右手手指尖浸泡在手消毒剂中。

（3）将手消毒剂涂抹在右手、前臂直至上臂下 1/3，确保通过环形运动环绕前臂至上臂下 1/3，将手消毒剂完全覆盖皮肤区域，持续揉搓 10~15 秒，直至消毒剂干燥。

（4）取适量的手消毒剂放置在右手掌上。

（5）在左手重复（2）、（3）过程。

（6）取适量的手消毒剂放置在手掌上。

（7）揉搓双手直至手腕，揉搓方法按照七部洗手法揉搓的步骤进行，揉搓至手部干燥。

（8）手消毒剂的取液量、揉搓时间及使用方法遵循产品的使用说明。

第二节　个人防护用品

个人防护用品（personal protective equipment，PPE）是单独或联合使用用于保护黏膜、皮肤和衣服接触感染源的各种屏障用品。包括手套、口罩、呼吸防护器、护目镜、防护面罩、防水围裙、隔离衣、防护服等。医务人员在诊疗过程中可能接触血液或体液时需穿戴个人防护用品，在诊疗操作结束或离开病房前应脱卸并丢弃个人防护用品，脱卸个人防护用品时应避免污染衣服和皮肤。

一、口罩（普通口罩、外科口罩、防护口罩等）

（一）定义

1. **纱布口罩**　保护呼吸道免受有害粉尘、气溶胶、微生物及灰尘伤害的防护用品。符合 GB 19084—2003《普通脱脂纱布口罩》标准，适用于普通环境下的卫生护理，不得用于有创操作。

2. **普通医用口罩**　符合 YY/T 0969—2013《一次性使用医用口罩》标准，为无纺布或复合材料制成，采用松紧带。3 层材料分别为：外层抗水、中层吸附、内层吸湿，并带有鼻夹。适用于普通环境下的卫生护理，不得用于有创操作。

3. **医用外科口罩** 符合 YY 0469—2011《医用外科口罩》标准，为无纺布或复合材料制成，采用系带。3 层材料分别为：外层抗水、中层吸附、内层吸湿，并带有鼻夹。能阻止接触直径 > 5μm 的感染因子。能阻止血液、体液和飞溅物传播的，医务人员在有创操作过程中佩戴的口罩。

适用范围：

（1）适用于医务人员在进行外科手术、口腔科操作、气管插管等可能存在血液、体液喷溅风险的操作时佩戴。

（2）适用于医务人员非近距离接触经飞沫传播疾病患者时佩戴。

（3）适用于罹患经空气传播疾病或经飞沫传播疾病的患者病情允许时佩戴。

4. **医用防护口罩** 符合 GB 19083—2010《医用防护口罩技术要求》标准，指能阻止经空气传播的直径 ≤ 5μm 的感染因子或防止因近距离（< 1m）接触经飞沫传播的疾病而发生感染的口罩。医用防护口罩的使用包括密合性测试、培训、型号的选择、医学处理和维护。

适用范围：

（1）适用于医务人员接触经空气传播（带有病原微生物的微粒直径 ≤ 5μm）的呼吸道感染病患者时佩戴。

（2）适用于医务人员近距离（< 1m）接触经飞沫传播的呼吸道感染病患者时佩戴。

（二）口罩的戴摘方法

1. **医用外科口罩**

（1）佩戴方法（图 1-4）

1）准备佩戴外科口罩。

2）手卫生。

3）将口罩罩住鼻、口及下巴，口罩下方带系于颈后，上方带系于头顶中部。

4）将双手指尖放在鼻夹上，切勿用一只手提鼻夹，从中间位置开始，用手指向内按压，并逐步向两侧移动，根据鼻梁形状塑造鼻夹。

5）调整系带松紧度，使其紧贴面部。

6）佩戴完成。

注：①佩戴时注意分辨口罩内、外面，区分方法为：通常深色的为外

外科口罩佩戴方法

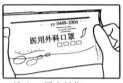
1. 检查口罩有效期。

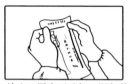
2. 检查口罩有无破损、漏气等。

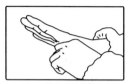
3. 戴口罩前进行手卫生。

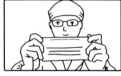
4. 口罩有颜色的一面向外，金属条向上。

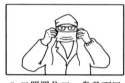
5. 口罩罩住口、鼻及下巴。

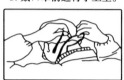
6. 口罩下方带系于颈后。

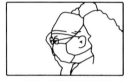
7. 口罩上方带系于头顶中部。

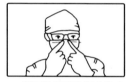
8. 根据鼻梁形状塑造鼻夹。

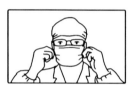
9. 调整系带的松紧度，使其紧密贴合于面部。

图 1-4　外科口罩佩戴方法

面、金属条（鼻夹）在上而褶皱向下的一面为外面、防水的一面为外面；对于无法区分内、外面的外科口罩，不建议使用，以免增加医务人员暴露风险；②口罩的防护效果取决于口罩材质的滤过效能、佩戴时的密闭性和舒适性等因素，与所佩戴的数量没有关系，2 只甚至更多只口罩并不能降低感染风险，因此，不推荐同时佩戴 2 只口罩。

（2）摘口罩方法（图 1-5）

1）操作完成，手卫生，摘脱外科口罩。

2）解开口罩下方系带，注意切勿接触口罩外面。

3）解开口罩上方系带。

4）用手捏住系带投入医疗废物袋或桶内。

5）手卫生。

6）口罩摘脱完成。

注：①接触呼吸道传播疾病患者后，在脱防护用品时，应确保口罩在所有防护用品脱掉后再摘掉；②口罩的外面（前面）为污染面，脱口罩时应避免接触，防止二次污染；③医用外科口罩只能一次性使用；口罩潮湿或受到

外科口罩摘脱方法

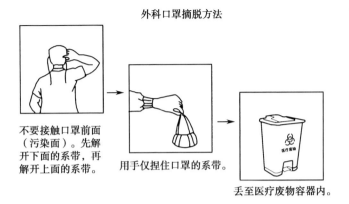

不要接触口罩前面（污染面）。先解开下面的系带，再解开上面的系带。

用手仅捏住口罩的系带。

丢至医疗废物容器内。

图 1-5　外科口罩摘脱方法

患者血液、体液污染后，应及时更换；④戴、摘口罩时一定要在确认比较安全的环境中进行，避免职业暴露。

2. 医用防护口罩

（1）佩戴方法（图 1-6）

1）准备佩戴医用防护口罩。

2）手卫生。

3）一手托住防护口罩，有鼻夹的一面背向外，将防护口罩罩住鼻、口及下巴，鼻夹部位向上紧贴面部。

防护口罩佩戴方法

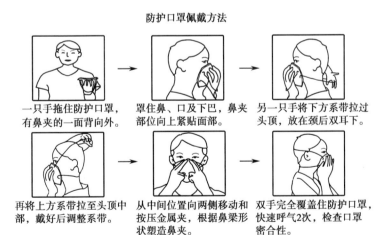

一只手拖住防护口罩，有鼻夹的一面背向外。

罩住鼻、口及下巴，鼻夹部位向上紧贴面部。

另一只手将下方系带拉过头顶，放在颈后双耳下。

再将上方系带拉至头顶中部，戴好后调整系带。

从中间位置向两侧移动和按压金属夹，根据鼻梁形状塑造鼻夹。

双手完全覆盖住防护口罩，快速呼气2次，检查口罩密合性。

图 1-6　防护口罩佩戴方法

4）用另一只手将下方松紧带拉过头顶，放在颈后双耳下，再将上方松紧带拉至头顶中部。

5）将双手指尖放在金属鼻夹上，从中间位置开始，用手指向内按压鼻夹，并分别向两侧移动和按压，根据鼻梁的形状塑造鼻夹。

6）双手按压口罩前部，使其紧贴面部。

7）进行密合性检查，确保口罩密合性良好。

8）佩戴完成。

注：①戴前应检查防护口罩有无破损，松紧带有无松懈；②应用双手从中间部按压捏鼻夹；③密合性检查方法：将双手完全盖住防护口罩，快速地呼气2次，若鼻夹附近有漏气，应重新调整鼻夹或松紧带；若四周有漏气，应调整口罩位置或松紧带直至不漏气为止。

（2）摘口罩方法（图1-7）

1）操作完成，手卫生，摘脱防护口罩。

2）先解开下面的松紧带，提过头部，并向下拉住松紧带。

3）再用另一只手解开上面的松紧带，提过头部，脱下。

4）用手捏住松紧带将口罩丢入医疗废物袋或容器内。

5）手卫生。

6）摘脱完成。

注：①接触呼吸道传染性疾病患者后，在摘脱防护用品过程中，应确保口罩在安全区域最后摘掉；②口罩的外面（前面）为污染面，脱口罩时应避免接触，防止二次污染；③防护口罩潮湿、损坏或受到患者血液、体液污染

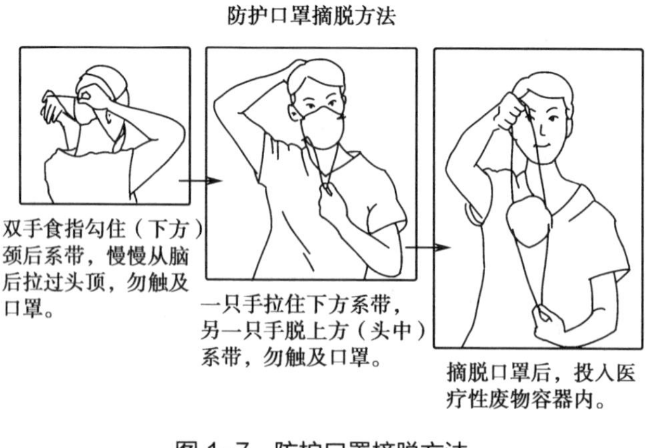

防护口罩摘脱方法

双手食指勾住（下方）颈后系带，慢慢从脑后拉过头顶，勿触及口罩。

一只手拉住下方系带，另一只手脱上方（头中）系带，勿触及口罩。

摘脱口罩后，投入医疗性废物容器内。

图1-7 防护口罩摘脱方法

后，应及时更换；④防护口罩如果无法取得合适的密合性，不能进入隔离区或操作区；⑤连续接触同种病原体的不同患者时，无须在每次接触患者前更换防护口罩；⑥在特殊情形中（如突然遭遇经空气传播疾病暴发），当医用防护口罩数量不足时，在确定医用防护口罩未破损、未被污染以及呼吸阻力未增加的情况下，可以重复使用，但重复使用前应充分评估风险。

二、手套［检查手套（薄膜手套、乳胶手套）、无菌手套］

（一）种类及适用情况

1. **家政手套**　清洁、可重复使用。不直接接触人体，使用检查手套的情况均可使用家政手套。

2. **检查手套**　清洁（非无菌的）、一次性使用。直接或间接接触患者的血液、体液、分泌物、排泄物及被体液明显污染的物品时使用。

（1）直接接触：血液；黏膜和破损皮肤；有潜在高传染性、高危险性的微生物，如针刺类、刮痧类操作等；疫情或紧急情况；静脉注射；抽血；静脉导管拔管；妇科检查；非密闭式吸痰等。

（2）间接接触：倾倒呕吐物；处理/清洁器械；处理废物；清理喷溅的体液。

3. **无菌手套**　无菌、一次性使用。主要用于无菌程度要求较高的如下操作：手术操作、中医微创类操作、阴道分娩、放射介入手术、中心静脉置管、全胃肠外营养和化疗药物准备等。

（二）不需要使用手套的情况

除接触隔离以外，以下行为如果不接触血液、体液或污染环境，不需要常规使用手套。

1. **直接接触**　量血压；测体温和脉搏；放置中医诊疗器具等。

2. **间接接触**　使用电话；书写医疗文书；发放口服药物；收发患者餐具；更换床单、被服等。

（三）戴手套与脱手套的指征

1. **戴手套**

（1）进行无菌操作之前。

（2）接触血液或其他体液之前，不管是否进行无菌操作和接触破损皮肤和黏膜。

（3）接触隔离的患者及其周围区域之前。

2. 脱手套

（1）手套破损或疑有破损时。

（2）接触血液、其他体液、破损皮肤和黏膜之后和操作结束之后。

（3）接触每个患者和患者周围环境，或污染的身体部位之后。

（4）有手卫生指征时。

（四）无菌手套的戴脱方法

1. 佩戴方法（图1-8）

（1）检查手套的气密性和有效期。

（2）打开手套包，一手掀起口袋的开口处。

（3）另一手捏住手套翻折部分（手套内面）取出手套，对准五指戴上。

（4）掀起另一只袋口，以戴着无菌手套的手指插入另一只手套的翻边内面，将手套戴好。然后将手套的翻转处套在工作衣袖外面。

戴无菌手套方法

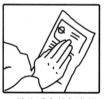
1. 检查手套的气密性和有效期。

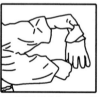
2. 打开手套包，一手捏住手套翻折部分（手套内面）取出手套。

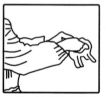
3. 另一只手对准戴上手套。

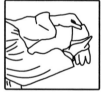
4. 用已戴无菌手套的手指插入另一只手套的翻边内面，将手套戴好。

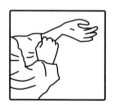
5. 将手套的翻转处套在工作衣袖外面。

图 1-8　戴无菌手套方法

2．脱手套方法（图 1-9）

（1）用戴着手套的手捏住另一只手套污染面的边缘，向上提起将手套清洁面覆盖住拇指。

（2）同法将另一只手套清洁面覆盖于拇指。

（3）用一只手套拇指的清洁面伸入另一只手套的清洁面内，将手套脱下。

（4）用脱下手套的手捏住另一只手套的清洁面，将手套脱下。

（5）用手捏住手套的内面轻投至感染性废物医疗容器内。

（6）手卫生。

脱手套方法

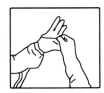
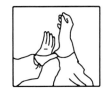

1. 一只手捏住另一只手手套的污染面边缘。

2. 向上提起将手套清洁面覆盖住拇指。

3. 同法伸入另一只手套清洁面（内面）的边缘，将另一只手套清洁面覆盖于拇指。

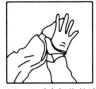
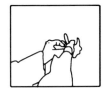
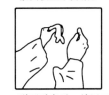

4. 用一只手套拇指的清洁面伸入另一只手套的清洁面内，将手套脱下。

5. 用脱下手套的手捏住另一只手套的清洁面，将手套脱下。

6. 脱下手套后，放置于感染性废物医疗容器内并进行手卫生。

图 1-9　脱手套方法

（五）手套使用的注意事项

1．戴无菌手套前应进行手卫生并确保手部彻底干燥。

2．尽量选择无粉手套，如为有粉手套，应使用无菌方法去除手套表面的粉末。

3．一次性医用手套应一次性使用，使用后按照感染性医疗废物处置。

4．手套破损或疑有破损时应及时更换。

5．接触实施接触预防措施的患者时，医用手套应最后佩戴、最早摘下。

6. 不管手套是否有污染，摘除手套后都应实施手卫生，戴手套不能替代手卫生。

7. 如果医护人员手部皮肤发生破损，在进行可能接触患者血液、体液的诊疗操作时应佩戴双层手套。

8. 诊疗护理不同的患者之间应更换手套。

三、护目镜、防护面罩

1. 适用范围

（1）适用于医务人员在进行诊疗、护理操作，可能发生患者血液、体液、分泌物等喷溅至眼部、面部时佩戴。

（2）适用于医务人员为患者进行可能产生气溶胶的操作（如气管插管、心肺复苏、支气管镜检、吸痰、咽拭子采样、尸检）及采用高速设备（钻、锯、离心等）进行操作等时佩戴。

（3）适用于消毒供应中心、内镜中心等部门医务人员手工清洗诊疗器械时佩戴。

（4）为确诊或疑似需采取空气预防措施的患者进行气管切开、气管插管、非密闭式吸痰等操作时，应使用全面型防护面罩。

2. 佩戴方法（图1-10）

（1）准备佩戴护目镜/防护面屏。

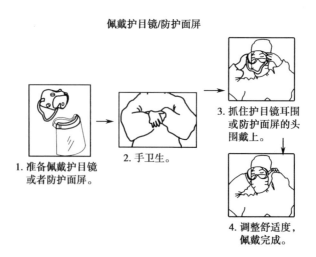

佩戴护目镜/防护面屏

1. 准备佩戴护目镜或者防护面屏。

2. 手卫生。

3. 抓住护目镜耳围或防护面屏的头围戴上。

4. 调整舒适度，佩戴完成。

图1-10 护目镜/防护面屏佩戴方法

（2）手卫生。

（3）抓住护目镜耳围或防护面屏的头围戴上。

（4）调整舒适度，佩戴完成。

3. 摘脱方法（图 1-11）

（1）操作完成，手卫生，摘脱护目镜 / 防护面屏。

（2）抓住护目镜的耳围或防护面屏的头围末端摘掉护目镜 / 防护面屏，注意切勿用手接触前面部。

（3）可重复使用的放入固定容器内集中清洁消毒；不可重复使用的直接丢入医疗废物容器内。

（4）手卫生。

（5）摘脱完成。

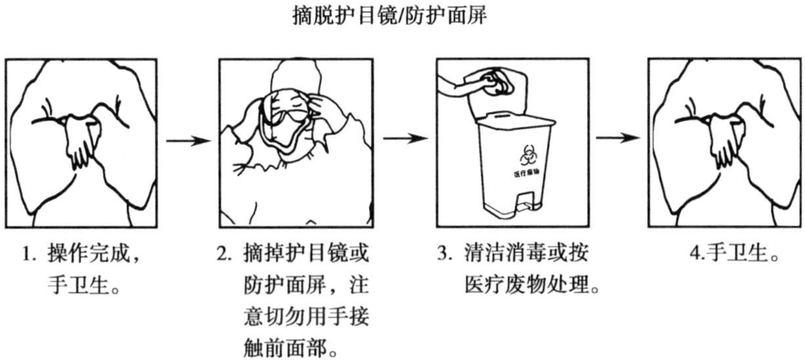

摘脱护目镜/防护面屏

1. 操作完成，手卫生。　2. 摘掉护目镜或防护面屏，注意切勿用手接触前面部。　3. 清洁消毒或按医疗废物处理。　4. 手卫生。

图 1-11　护目镜 / 防护面屏摘脱方法

4. 注意事项

（1）佩戴前应检查护目镜 / 防护面屏有无破损，佩戴装置有无松懈。

（2）用于固定护目镜的耳围或防护面罩的头围是相对清洁部位，前面部是污染部位，脱卸时应抓住相对清洁部位，避免二次污染。

（3）护目镜 / 防护面屏被患者血液、体液等污染后，应及时更换。

四、隔离衣及防护服

（一）隔离衣

1. 适用范围

（1）接触经接触传播的感染性确诊患者或疑似患者、定植患者及其周围环境时。

（2）可能受到患者血液、体液、分泌物、排泄物大面积喷溅或污染时。

（3）对实行保护性隔离的患者进行诊疗、护理操作时。

（4）进入 ICU、NICU、保护性隔离病房等重点部门，应根据人员进入的目的以及与患者接触状况决定是否需要穿隔离衣，或根据医疗机构内部的有关规定。

2. 穿戴方法（图 1-12）

（1）手卫生，戴帽子、口罩。

（2）右手提衣领、左手伸入袖内，右手将衣领向上拉，露出左手；换左

穿隔离衣方法

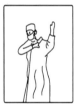
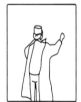
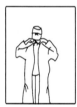
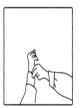

1. 手卫生，戴帽子、口罩。　2. 右手提衣领，左手伸入袖内，右手将衣领向上拉，露出左手。　3. 换左手持衣领，右手伸入袖内，露出右手，勿触及面部。　4. 两手持衣领，由袖子中央顺着边缘向后系好领带。　5. 扎好袖口。

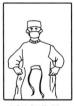
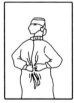
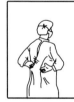
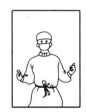

6. 将隔离衣一边（约在腰下5cm）处渐向前拉，见到边缘捏住。　7. 同法捏住另一侧边缘。　8. 双手在后背将衣边对齐。　9. 向一侧折叠，一手按住折叠处，另一手扶腰带拉至背后折叠处。　10. 将腰带在背后交叉，回到前面将带子系好。

图 1-12　穿隔离衣方法

手提衣领，同法露出右手。

（3）两手持衣领，由领子中央顺着边缘向后系好颈带。

（4）扎好袖口，袖口为松紧带则不需此步。

（5）将隔离衣一边处（约在腰下 5cm）渐向前拉，见到边缘捏住，同法捏住另一侧边缘。

（6）双手在背后将衣边对齐。

（7）向一侧折叠，一手按住折叠处，另一手将腰带拉至背后折叠处。

（8）将腰带在背后交叉，回到前面将带子系好。

3. 脱隔离衣方法（图 1-13）

（1）操作完成，解开腰带，在前面打一活结。

（2）解开袖口，袖口为松紧带则上提袖口，塞入袖祥内，充分暴露双手，实施手卫生后，解开颈后带子。

（3）右手深入左手腕部袖内，拉下袖子过手；用盖着的左手握住右手隔离衣袖子的外面，拉下右侧袖子。

脱隔离衣方法

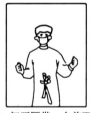
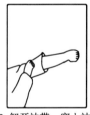
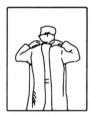
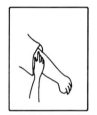

1. 解开腰带，在前面打一活结。　2. 解开袖带，塞入袖祥内，充分暴露双手，进行手消毒。　3. 解开颈后带子。　4. 右手伸入左手腕部袖内，拉下袖子过手。

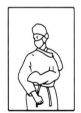
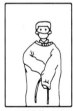
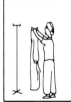
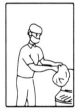
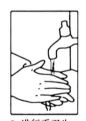

5. 用手遮盖着的左手握住右手隔离衣袖子的外面，拉下右侧袖子。　6. 双手转换逐渐从袖管中退出，脱下隔离衣。　7. 左手握住领子，右手将隔离衣两边对齐。污染面向外悬挂污染区；如果悬挂污染区外，则污染面向里。　8. 不再使用时，将脱下的隔离衣污染面向内，卷成裹状，丢至医疗废物容器内或放入回收袋中。　9. 进行手卫生。

图 1-13　脱隔离衣方法

（4）双手转换逐渐从袖管中退出，脱下隔离衣。

（5）非一次性使用的隔离衣：左手握住领子，右手将隔离衣两边对齐，悬挂于适宜区域；不再使用时或一次性隔离衣，脱下后污染面向内，卷成包裹状，丢入指定回收袋或医疗废物容器内。

（6）手卫生。

4. 隔离衣使用的注意事项

（1）非一次性隔离衣穿戴时，注意勿使衣袖触及面部及衣领。

（2）隔离衣被患者血液、体液及污染物污染或有破损时，应随时更换。

（3）非一次性使用的隔离衣，悬挂于污染区，污染面向外；若悬挂于清洁区，则污染面向里。

（4）一次性使用隔离衣，每次操作完成后按感染性医疗废物处理，不得重复使用；重复使用的隔离衣，应每日清洗、消毒或灭菌。

（5）隔离衣应放置于隔离病房的出口、入口或病床旁，不能悬挂在更衣室。

（6）医务人员接触多个同种病原体感染患者时，隔离衣若无明显污染可连续使用。接触疑似感染性疾病患者时，应在每个患者之间更换隔离衣。

（7）不建议使用一次性手术衣代替隔离衣。

（8）穿前应检查隔离衣有无破损，否则应更换。

（9）预计可能有感染性物质飞溅或喷出而使用的隔离衣不防水时，则应在隔离衣外面套一件防水围裙。

（二）防护服

1. 适用范围

（1）适用于临床医务人员在接触甲类或按甲类管理的传染病确诊或疑似患者时穿戴。

（2）适用于医务人员接触SARS、新型冠状病毒等部分经空气或飞沫传播的传染病患者时穿戴，具体防护情况应遵循最新感染防控指南。

（3）适用于医务人员直接接触埃博拉病毒感染患者或可能接触患者或患者的污染物及其污染物品和环境表面时穿戴。

2. 穿戴方法（连体式防护服）（图1-14）

（1）手卫生、戴医用防护口罩、戴帽子、穿工作衣裤、换工作鞋、戴内层乳胶手套。

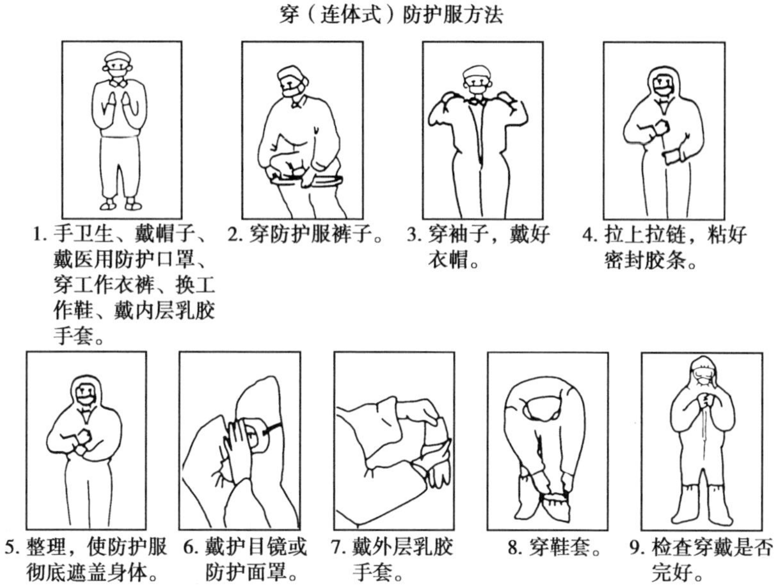

穿（连体式）防护服方法

1. 手卫生、戴帽子、戴医用防护口罩、穿工作衣裤、换工作鞋、戴内层乳胶手套。　2. 穿防护服裤子。　3. 穿袖子，戴好衣帽。　4. 拉上拉链，粘好密封胶条。

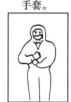

5. 整理，使防护服彻底遮盖身体。　6. 戴护目镜或防护面罩。　7. 戴外层乳胶手套。　8. 穿鞋套。　9. 检查穿戴是否完好。

图 1-14　穿防护服方法

（2）穿防护服裤子。

（3）穿袖子，戴好衣帽。

（4）拉上拉链，粘好密封胶条。

（5）整理，使防护服彻底遮盖身体。

（6）戴护目镜或防护面罩。

（7）戴外层乳胶手套。

（8）穿鞋套。

（9）检查穿戴是否完好。

3. 脱防护服方法（连体式防护服）（图 1-15、图 1-16）

（1）摘掉外层乳胶手套，手卫生，戴新的外层乳胶手套（有条件时）。

（2）摘掉护目镜或防护面罩，手卫生。

（3）将密封胶条撕开，将拉链拉到底。

（4）向上提拉帽子，使其脱离头部。

（5）摘掉外层乳胶手套，手卫生。

（6）脱下袖子，由上而下边脱边卷，污染面向里，并将鞋套一起脱出。

（7）将脱下的防护服卷成包裹状，丢入医疗废物容器内。

（8）手卫生。

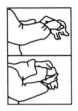 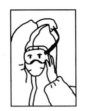 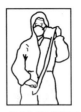 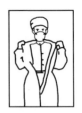

1. 摘掉外层乳胶手套、手卫生，戴新的外层乳胶手套。

2. 摘掉护目镜或防护面罩。

3. 将密封胶条撕开，将拉链拉到底。

4. 向上提拉帽子，使其脱离头部。

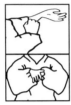 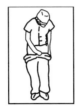 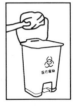 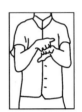

5. 摘掉外层乳胶手套、手卫生。

6. 脱下袖子，由上而下边脱边卷，污染面向里，并将鞋套一起脱出。

7. 将脱下的防护服卷成包裹状，丢入医疗废物容器内。

8. 手卫生。

图 1-15 脱防护服方法（第一部分）

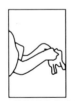 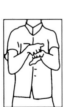 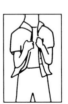 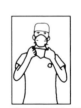

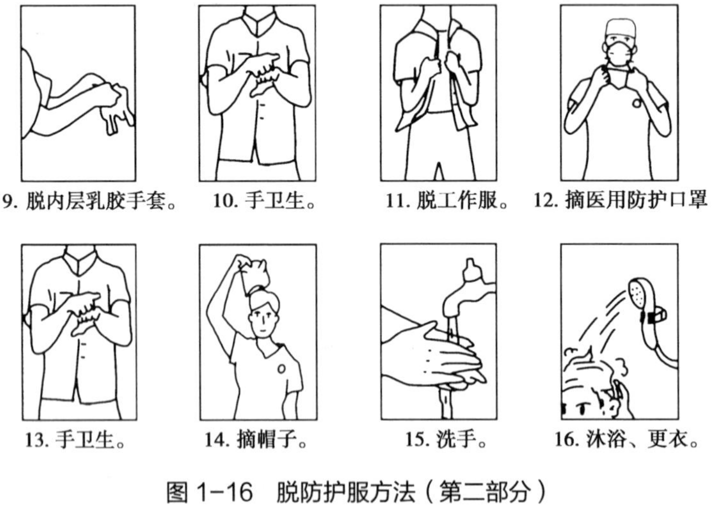

9. 脱内层乳胶手套。

10. 手卫生。

11. 脱工作服。

12. 摘医用防护口罩

   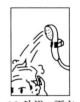

13. 手卫生。

14. 摘帽子。

15. 洗手。

16. 沐浴、更衣。

图 1-16 脱防护服方法（第二部分）

（9）脱内层乳胶手套。

（10）手卫生。

（11）脱工作服。

（12）摘帽子。

（13）手卫生。

（14）摘医用防护口罩。

（15）洗手。

（16）沐浴、更衣。

4. 防护服使用的注意事项

（1）穿防护服前应检查防护服有无破损，并选择型号合适的防护服。

（2）防护服被患者血液、体液等污染物污染时，应及时更换。

（3）防护服应一次性使用，用后按感染性医疗废物处理。

（4）防护服应在返回潜在污染区前的缓冲区内脱卸，长筒胶靴或高筒鞋套应随防护服一起脱下。

（5）在进入经空气传播疾病患者的隔离病房前，穿戴好防护服后应接受专人检查，确保防护服及防护用品佩戴良好。脱卸防护用品应选择在缓冲区域，先脱防护服再摘除面部防护用品。

（6）脱防护服时，动作尽量轻柔、熟练，确保没有未穿戴个人防护用品的人员在场，以免造成对他人及周围环境的污染。

五、防水围裙

注意事项

（1）可能受到患者血液、体液、分泌物或其他物质喷溅污染时，或进行复用器械清洗时，穿防水围裙。

（2）重复使用的围裙，每班使用后及时清洗与消毒。

（3）一次性使用的围裙不能重复使用。

（4）围裙有破损或受到明显污染时，及时更换。

（5）若预计可能有传染性物质飞溅或喷出，而使用的隔离衣或防护服不防水时，则应在隔离衣或防护服外面套一件防水围裙。

第三节　不同传播途径疾病的预防与控制措施

一、标准预防

（一）定义

标准预防是基于患者的所有血液、体液、分泌物、排泄物（不含汗液）、破损皮肤和黏膜均可能含有感染性病原体的原则，针对所有患者和医务人员采取的一组预防感染措施。包括手卫生，根据预期可能的暴露选用手套、隔离衣、口罩、护目镜或防护面罩，以及安全注射，也包括穿戴合适的防护用品处理患者环境中污染的物品与医疗器械。按照分级防护原则，可分为一般防护（图1-17）、一级防护（图1-18）、二级防护（图1-19）和三级防护（图1-20）。

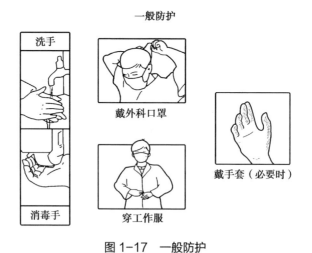

图1-17　一般防护

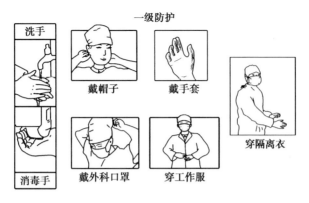

图 1-18　一级防护

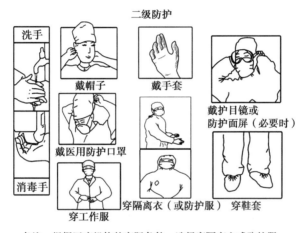

备注：根据医疗机构的实际条件，选择穿隔离衣或防护服。

图 1-19　二级防护

三级防护

医务人员为疑似或确诊经空气传播疾病患者实施吸痰、气管插管和气管切开等产生气溶胶操作时，应当在二级防护的基础上，加戴防护面罩或全面型呼吸防护器。

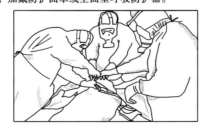

图 1-20　三级防护

（二）手卫生

1. 干预措施　按照手卫生指征执行手卫生。

2. 实施原则

（1）诊疗工作中，应避免不必要的接触患者邻近的环境表面。

（2）手部有血液、体液等可见污染时，应选择皂液和流动水进行洗手。

（3）如果手部无可见污染，宜选择含醇手消毒剂消毒双手。

（三）职业防护

1. 干预措施　根据预期接触患者的血液、体液或分泌物时暴露的风险，穿戴合适的防护用品。

2. 实施原则

（1）有可能发生血液、体液喷溅到面部或污染身体时，应根据需要选择佩戴医用外科口罩、防护镜或防护面罩，并穿戴具有防渗透性能的隔离衣或者围裙。

（2）脱卸防护用品时应注意避免污染自身衣服和皮肤。

（3）离开隔离病室前应在缓冲区域脱卸防护用品并规范处置。

（四）呼吸道卫生／咳嗽礼仪

1. 存在呼吸道感染征象的所有人员应遵守呼吸道卫生／咳嗽礼仪。

2. 实施原则

（1）咳嗽、打喷嚏时使用纸巾遮掩口鼻，使用后丢弃在免触碰式的垃圾桶内。

（2）手被呼吸道分泌物污染后应进行手卫生。

（3）如果病情容许，患者应佩戴医用外科口罩。

（4）尽量与患者交谈时应保持至少 1m 的距离。

（五）设备清洁与消毒

1. 被患者血液、体液污染的器械／设备应规范清洗消毒。

2. 实施原则

（1）消毒和灭菌之前应使用去污剂去除器械／设备上的有机物。

（2）对器械／设备进行清洁消毒时，工作人员应根据污染程度穿戴合适的个人防护用品。

（3）选择合适的消毒／灭菌方式对器械、设备进行处理。

（六）诊疗环境

1. **干预措施**　应制定环境表面清洁、消毒的工作常规，尤其是高频接触表面。

2. **实施原则**　对容易被病原微生物污染的环境表面应加强清洁并消毒，尤其是邻近患者的物品（如床栏杆、床头桌）和高频接触表面（如门把手、盥洗间内部及周围表面），应增加以上环节的清洁消毒频次。

（七）患者安置

1. **干预措施**　当患者可能会导致感染风险增加或被感染的风险增加，应优先单间隔离。

2. **实施原则**

（1）条件允许时，将感染传播风险较高患者（如存在伤口引流、患呼吸道或消化道病毒感染的患者）单间安置。

（2）应根据以下因素决定患者安置：

1）确诊或疑似感染源的传播途径。

2）感染传播的风险因素。

3）该区域其他患者感染后出现不良后果的风险因素。

4）可供使用的隔离病室。

5）可同室安置的患者选择（如相同病原体感染的患者）。

（八）织物

1. **干预措施**　患者使用后的织物应安全包装、转运并洗涤。

2. **实施原则**

（1）收集、包装污染的织物时应尽量避免抖动，以避免污染空气、物体表面和患者。

（2）处理织物时应避免污染物与人体及衣物直接接触。

（九）安全注射

1. **干预措施**　在进行注射操作时，既要应用无菌技术保护患者，也要避免医务人员发生锐器伤。

2. 实施原则

（1）科室设置锐器盒应以方便随时丢弃为原则，禁止将锐利器具直接传递给他人、禁止针头回套、禁止折毁锐利器具、禁止使用过的头皮针插入瓶盖等。

（2）采用"免用手"技术，避免术中徒手传递锐器，应使用器械处理针具或转移锐器。缝合时尽可能使用工具而不徒手来牵引或握持组织、打结等。

二、接触预防

（一）适用范围

1. 适用于通过直接或间接接触患者或患者周围环境而传播的感染性病原体的预防控制，包括耐甲氧西林金黄色葡萄球菌（MRSA）、耐万古霉素肠球菌（VRE）、艰难梭菌、诺如病毒等重要病原微生物，无论是疑似或确诊感染或定植的患者均应隔离。

2. 适用于大量伤口分泌物、大小便失禁患者或其他排泄物引起较大环境污染和微生物传播风险潜在增加时。

3. 适用于有证据显示经接触传播可能性较大的综合征的预防控制，如新型冠状病毒、SARS 病毒等。

（二）患者安置

1. 当条件允许时，患者应首选单间安置。

2. 当隔离病室不足时，患者安置应遵循下列原则：

（1）优先隔离可传播疾病的患者（如开放引流、大小便失禁者）。

（2）同种病原体的感染或定植患者同室安置。

3. 当不得不将实施接触预防的患者与未感染或定植同种病原体的患者同室安置时，应遵循下列原则：

（1）避免将感染后会增加不良事件发生风险的患者或易传播感染的患者同室安置，如免疫功能低下、开放伤口或者可能延长住院日的患者。

（2）床间距 ≥ 1m，以减少直接接触的机会。

（3）无论需要接触预防的患者是一名还是全部，接触该病室不同患者之间都应更换隔离衣并进行手卫生。

4. 蓝色接触隔离标识应贴在单人病房的门上或多人病房患者床旁的醒目位置。

5. 尽量限制探视人群，探视者应穿隔离衣并执行严格的洗手或手消毒制度。

（三）职业防护

1. 根据手卫生指征严格执行手卫生。

（1）如手部有可见污染，应使用流动水和洗手液（皂）洗手；如无可见污染，宜选择速干手消毒剂消毒双手。

（2）接触诺如病毒、轮状病毒、艰难梭菌、手足口病相关病毒等对醇类不敏感的病原体后，应选择流动水和洗手液（皂）洗手。

2. 戴手套指征

（1）接触患者完整皮肤、物体表面以及靠近患者的物品如诊疗设备、床栏杆时，需戴手套。

（2）进入病室或隔离间时应戴手套。

（3）手部皮肤有破损时应戴双层手套。

3. 穿隔离衣注意事项

（1）当直接接触患者、可能被污染的环境表面，或者靠近患者的设备时应穿隔离衣。进入病室或隔离间应穿隔离衣，离开诊疗环境前要脱去隔离衣并进行手卫生。

（2）脱下隔离衣后，注意衣服和皮肤不要接触可能污染的环境表面。

（3）隔离衣应每天更换并清洗与消毒，或使用一次性隔离衣。

（四）患者转运

限制患者非诊疗需要的转运与室外活动。

1. 如需转运，应遮盖患者的感染 / 定植部位。

2. 转运前工作人员要脱下污染的个人防护用品，并进行手卫生。

3. 到达目的科室后应换上干净的防护用品处置患者。

4. 必须向接收方说明需采取接触传播预防措施，医务人员做好防护，用后的器械设备需清洁消毒。

（五）清洁消毒

1. 按照标准预防原则处置诊疗设备、器械。

（1）低度危险性物品（如血压计袖带等）宜选择一次性使用或者专人专用。

（2）如不能专用，每位患者使用后应用含有效氯 1 000～2 000mg/L 的消毒剂清洁消毒。

（3）处理被血液、体液、分泌物、排泄物污染的设备仪器时，应先浸泡或抹拭消毒后清洗。

2. 隔离病室应增加清洁消毒频率。

（1）环境表面湿式清洁消毒至少 2 次 /d。

（2）高频接触表面（如床栏、床头桌、洗脸台、浴室的盥洗盆、门把手等）以及患者旁的设备应增加清洁消毒频次。遇到污染随时进行消毒。

（3）患者出院后，应对隔离房间里所有物体表面进行终末消毒。

（六）医疗废物及织物处置

1. 生活垃圾应放入黄色医疗废物袋，医疗废物放入双层黄色医疗废物袋收集。

2. 使用后的织物，应置于黄色医疗废物袋，并遵循先消毒后清洗的原则。有条件的医院可使用专用水溶性包装袋。

三、飞沫预防

（一）适用范围

适用于接触确诊或疑似经呼吸道飞沫（飞沫核＞5μm）传播疾病患者时的预防，如 SARS 病毒、新型冠状病毒、流感病毒、百日咳病毒、腺病毒、鼻病毒、脑膜炎双球菌及 A 群链球菌等病原体。其飞沫核可通过患者咳嗽、打喷嚏或讲话时在近距离范围（1m）内传播。

（二）患者安置

1. 如条件允许，患者应首选单间安置；条件受限时，同种病原体感染患者同室安置。病室加强通风或者进行空气消毒。

2. 门、急诊应尽快将需要采取飞沫预防措施的患者安置于检查室内，并指导患者落实呼吸道卫生/咳嗽礼仪。

3. 病情允许时，给患者佩戴外科口罩防止飞沫溅出，并定期更换。

4. 粉色飞沫隔离标识应贴在单人病房的门上或多人病房的患者床旁。

5. 尽量限制患者及探视人群，患者之间以及探视者与患者之间相隔距离 1m 以上，并嘱探视者执行严格的戴口罩、洗手或手消毒制度。

（三）职业防护

1. 在进入隔离病房前后、接触患者前后需立即洗手。

2. 工作人员进入隔离病房与患者近距离（1m 内）操作时应佩戴帽子、医用防护口罩；进行可能产生喷溅的医疗操作时，应佩戴护目镜或防护面罩、穿隔离衣或防护服；当接触患者及其血液、体液、分泌物、排泄物等物质时应戴手套。

3. 在经呼吸道传播疾病大流行时，应遵循当时最新感染防控指南采取相应防护措施。

（四）患者转运

减少非诊疗需要的转运。

1. 除非必要，应尽可能减少患者转运与室外活动。如确需转运，患者病情容许时，应佩戴医用外科口罩，并落实呼吸道卫生/咳嗽礼仪。

2. 口罩应定期更换。

3. 必须向接收方说明需采取飞沫传播预防措施，医务人员做好防护，用后的器械设备需清洁消毒。

（五）清洁消毒

1. 每日对物体表面用含有效氯 1 000~2 000mg/L 含氯消毒剂清洁消毒 1~2 次，遇到污染随时进行消毒。

2. 处理被血液、体液、分泌物、排泄物污染的设备仪器时，应先消毒后清洗。

3. 患者出院后，应对隔离房间进行终末消毒。

（六）医疗废物及织物处置

1. 生活垃圾应放入黄色医疗废物袋，医疗废物放入双层黄色医疗废物袋收集。

2. 使用后的织物，应置于黄色医疗废物袋，并遵循先消毒后清洗的原则。有条件的医院可使用专用水溶性包装袋。

四、空气预防

（一）适用范围

预防确诊或疑似患者通过咳嗽、打喷嚏、说话产生的飞沫核（直径≤5μm），远距离传播病原体而采取的措施，这些飞沫核能长时间保持活性，在空气中悬浮很久。常见的需要空气隔离的疾病有开放性肺结核、麻疹、水痘等。

根据传播特点可以进一步分为专性经空气传播和优先经空气传播。

1. 专性经空气传播是指在自然通风状态下，病原体只通过飞沫核沉积传播，如肺结核杆菌。

2. 优先经空气传播，是指病原体可通过多种途径传播，但主要通过飞沫核传播，如麻疹病毒、水痘–带状疱疹病毒。

（二）患者安置

1. 首先安置于负压病房，病房门应随时保持关闭。

2. 如果短期内无法使用负压病房时应采取以下措施：

（1）应将患者隔离于单间，也可与同种、处于同病期的患者同居一室。

（2）室内空气避免直接排出室外。

（3）每日进行1~2次空气消毒。

（4）严格限制患者的活动范围，暂停不必要的探访。

（5）确需探访的，探视者应戴医用防护口罩；探访前后进行严格的洗手或手消毒制度。

3. 患者病情允许时，应戴医用外科口罩，并定期更换。

4. 黄色空气隔离标识应贴在单人病房的门上或多人病房的患者床旁。

5．门急诊措施

（1）建立预检分诊、标记等措施体系，以便判断、隔离确诊或疑似需要采取空气预防措施的患者。

（2）尽快将患者安置于负压病房，条件受限时，应为病情许可的患者佩戴医用外科口罩并将患者安置于检查室，限制其活动范围。患者离开后，检查室一般应停止使用并采取终末消毒措施。

（3）应指导确诊或疑似患者正确佩戴医用外科口罩并落实呼吸道卫生/咳嗽礼仪。患者进入负压病房前不得摘除口罩。

（三）职业防护

1．在进入隔离病房前后、接触患者前后需立即洗手。

2．医务人员进入隔离病室应佩戴医用防护口罩。

（1）医务人员为肺部、喉部结核或存在结核感染的皮肤损伤患者实施可能产生气溶胶的操作（冲洗、切开引流、水疗）时应佩戴医用防护口罩。

（2）医用防护口罩应经过密合性测试，效能持续 6~8h，遇污染或潮湿及时更换。

3．工作人员进入隔离病房时应戴帽子、医用防护口罩；进行可能产生喷溅的医疗操作时，应戴护目镜或防护面罩、穿防护服或隔离衣；当接触患者及其血液、体液、分泌物、排泄物等物质时应戴手套。

4．可以优先安排对麻疹（风疹）、水痘、播散性带状疱疹等疾病有免疫力的工作人员为患者提供诊疗操作，不应安排易感者进入隔离病室。

（四）患者转运

限制非诊疗必要的转运与户外活动。

1．如患者确需转运或户外活动，病情容许时应佩戴医用外科口罩，并注意呼吸道卫生/咳嗽礼仪。医务人员应戴医用防护口罩。

2．患者存在水痘或结核杆菌导致的皮肤破损时，应遮盖破损部位。

3．必须向接收方说明需采取空气传播预防措施，医务人员做好防护，用后的器械设备需清洁消毒。

（五）清洁消毒

1．每日对物体表面用含有效氯 1 000~2 000mg/L 清洁消毒 1~2 次，遇到污染随时进行消毒。

2. 处理被血液、体液、分泌物、排泄物污染的设备仪器时，应先浸泡或抹拭消毒后清洗。

3. 患者出院后，应对隔离房间里所有物体表面进行终末消毒。

（六）医疗废物及织物处置

1. 生活垃圾应放入黄色医疗废物袋，医疗垃圾放入双层黄色医疗废物袋收集。

2. 使用后的织物，应置于黄色医疗废物袋，并遵循先消毒后清洗的原则。有条件的医院可使用专用水溶性包装袋。

（七）暴露管理

敏感人群意外暴露后，应尽快注射相应的免疫球蛋白或疫苗。

1. **麻疹**　暴露后 72h 内接种麻疹疫苗或 6 天内注射免疫球蛋白。

2. **水痘**　暴露后 120h 接种水痘疫苗，或 96h 内注射免疫球蛋白。

五、保护性隔离

（一）适用范围

对造血干细胞（骨髓）移植患者、器官移植患者、肿瘤化疗或放疗后严重免疫损伤患者，大面积烧伤，早产儿，粒细胞缺乏症，获得性免疫缺陷综合征（AIDS）等易感患者，实施保护性隔离，必要时对易感宿主实施预防性免疫注射或按不同的感染患者进行分组护理。

（二）患者安置

1. 尽量安置于单间，同种疾病患者可共居一室。

2. 收治保护性隔离就诊者的病房内不得收治感染性疾病患者。

3. 使用"保护隔离"标志。

4. 限制探视人群，探视者应佩戴口罩、穿隔离衣并执行严格的洗手或手消毒制度：患呼吸道感染疾病如感冒，或患接触传播疾病的人员严禁入内。

5．空气净化

（1）应使用对直径 ≥ 0.3μm 颗粒清除率达到 99.97% 的高效过滤器净化隔离病室的进风。

（2）单间病房送风应经过高效过滤，房间的风向应定向流动，直线横贯病床，从房间的一侧进风，另一侧排风。

（3）病室应保持对走廊的相对正压（压力差 ≥ 2.5Pa）。

（4）使用中的病室应每天用直观的检测方法如烟柱、飘带等检测压力差。

（5）应保持房间密封良好，防止室外空气渗入。

（6）病室应使用自闭门。

（7）应配备备用的通风装置以预防紧急情况。

6．环境净化

（1）病室环境表面应使用光滑、无孔、易清洁的材质，不应使用织物。

（2）水平表面如有灰尘应立即湿式清洁，常规清洁缝隙和花洒头等灰尘会沉积的位置。

（3）不应使用地毯。

（4）禁止摆放干花、鲜花及盆栽植物。

（5）不应使用会导致灰尘扩散的除尘方法。

（三）职业防护

1．在进入隔离病房前后、接触患者前后需立即洗手。

2．工作人员进入隔离病房与患者近距离（1m 内）操作时应佩戴帽子、口罩，接触患者时应穿隔离衣。

（四）患者转运

尽可能缩短就诊者在保护性病房外逗留的时间。

1．除因放射检查、手术等无法在隔离病室实施的诊疗操作外，患者不得外出。

2．患者外出时建议佩戴医用外科口罩。

（五）清洁消毒

1．一般医疗器械如听诊器、体温计或血压计等应专用。

2．所有进入室内物品均应经消毒或灭菌处理。

3. 该患者周围物品、环境和医疗器械，需每天清洁消毒。

4. 每日对物体表面用含有效氯500mg/L清洁消毒1~2次，遇到污染随时进行消毒。

5. 患者出院后，应对隔离房间里所有物体表面进行终末消毒。

新型冠状病毒肺炎的预防与控制措施在标准预防的基础上，还应做好飞沫防护和接触防护。

附1

新型冠状病毒肺炎的预防与控制措施

一、患者安置

1. 新型冠状病毒感染观察病例统一安置于定点收治医院隔离病房诊治，优先安置于负压病房。负压病房保持门关闭，设立明确标识。

2. 新型冠状病毒感染疑似患者应单人单间隔离安置，无症状感染者、确诊患者可分别同室安置。

3. 病房设置布局合理，符合"三区两通道"设计规范。注意空气流，应由洁到污，避免污染工作区域。穿脱防护用品的区域需隔开不得交叉，设置隔断，并做明显标识。

4. 患者的活动应尽量限制在隔离病房内，尽量在床边进行诊疗（包括影像等检查）。必须外出检查时予戴医用防护口罩，安排至专用检查室、专用检查设备进行。

5. 对新冠肺炎病毒感染患者不设探视、陪护。

二、职业防护

1. **隔离病区医务人员防护用品的准备及防护级别** 医疗机构应当配备充足的防护用品以满足30日满负荷工作需要，并保证医务人员取用方便。隔离病房医务人员问诊、体格检查、静脉穿刺、咽拭子采集等操作时需执行二级防护，气管插管、支气管镜检查、吸痰、心肺复苏等产生气溶胶操作时需执行三级防护，加戴正压头套或全面型呼吸防护器。

2. 防护用品使用注意事项

（1）每次操作前应进行风险评估，根据风险评估结果选用。

（2）按照正确的方法佩戴口罩，保证口罩罩住鼻、口、下巴，用两手根据鼻梁形状塑造鼻夹以免漏气；医用防护口罩每次佩戴后应进行密合性检查。

（3）医用防护口罩效能持续应用4h；口罩被污染或湿透、破损，应及时更换。

（4）一次性口罩应一次性使用。

（5）在发热门诊、隔离病房上班的工作人员工作期间不得使用手机，离开隔离区时需使用75%的乙醇擦拭消毒眼镜、手机，其他部门的工作人员未执行手卫生不得随意使用手机。

（6）隔离区使用过的手套、口罩、帽子、护目镜/屏、隔离衣等禁止戴着离开隔离区域。

3. 隔离病区穿防护用品的流程（图1-21）

（1）流程一：实施手卫生→戴帽子→戴医用防护口罩→穿工作衣裤→换工作鞋→戴内层乳胶手套。

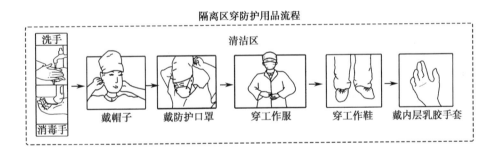

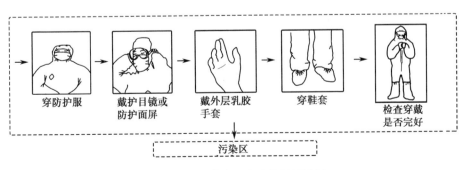

图1-21 隔离病区穿防护用品流程

（2）流程二：穿防护服→戴护目镜或防护面屏→戴外层乳胶手套→穿鞋套（如为连脚式防护服，此步骤可忽略）→检查穿戴是否完好→进入污染区。

4. 隔离病区脱防护用品的流程（图1-22、图1-23）

（1）医务人员离开污染区进入潜在污染区前（一脱区）：实施手卫生→摘掉外层乳胶手套→实施手卫生→戴新的外层乳胶手套→脱护目镜或防护面屏→解开密封胶套→拉开拉链→脱防护服帽子→摘掉外层乳胶手套→实施手卫生→脱防护服和鞋套→弃置于医疗废物装放容器内→实施手卫生。

（2）从潜在污染区进入清洁区前（二脱区）：脱内层乳胶手套→实施手卫生→脱工作服→摘医用防护口罩→实施手卫生→摘帽子→实施手卫生。

（3）进入清洁区：沐浴、更衣→离开。

隔离区脱防护用品流程（一）

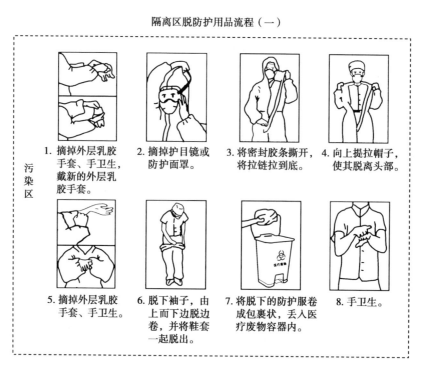

1. 摘掉外层乳胶手套、手卫生，戴新的外层乳胶手套。

2. 摘掉护目镜或防护面罩。

3. 将密封胶条撕开，将拉链拉到底。

4. 向上提拉帽子，使其脱离头部。

5. 摘掉外层乳胶手套、手卫生。

6. 脱下袖子，由上面下边脱边卷，并将鞋套一起脱出。

7. 将脱下的防护服卷成包裹状，丢入医疗废物容器内。

8. 手卫生。

图1-22 隔离病区脱防护用品流程（第一部分）

隔离区脱防护用品流程（二）

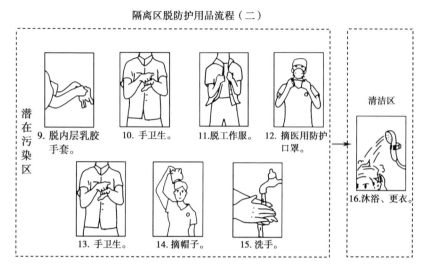

图 1-23　隔离病区脱防护用品流程（第二部分）

三、日常清洁消毒

1. 空气消毒

（1）开窗通风，加强空气流通，自然通风不良时，使用空气消毒机。

（2）自然通风：每日开窗通风 ≥ 2 次，≥ 30min/ 次；空气消毒机：每日 ≥ 2 次，≥ 30min/ 次，或参照机器使用说明。

2. 环境和物体表面的消毒

（1）隔离区域所有物体表面及环境使用 1 000mg/L 的含氯消毒液消毒，每日至少 2 次，高频接触的物体表面应增加消毒频次，如电脑鼠标、电脑键盘、门把手、办公桌面等。不耐腐蚀（金属等）设备设施表面可使用 75% 的乙醇或含等效消毒成分的消毒湿巾擦拭消毒（每日至少 2 次）。消毒顺序：清洁区→潜在污染区→污染区。

（2）遇污染随时消毒。有肉眼可见污染物时应先使用一次性吸水材料蘸取 5 000 ～ 10 000mg/L 的含氯消毒液完全清除污染物，然后常规消毒。清理的污染物按医疗废物集中处置。

3. 重复使用诊疗器具的消毒

（1）尽量选择一次性使用的诊疗用品。听诊器、温度计、血压计等医疗器具和物品实行专人专用，使用完毕后立即进行消毒。听诊器、血压计用后使用 75% 的乙醇或含等效消毒成分的消毒湿巾擦拭消毒（每日至少 2 次），温度计采用 75% 的乙醇或含有等效氯 1 000mg/L 含氯消毒剂浸泡消毒。

（2）重复使用的医疗器具可用 1 000mg/L 的含氯消毒液浸泡 30min 后（如是不耐腐蚀的医疗器具，可用 75% 的乙醇消毒液浸泡 30min），再按常规程序进行处理。医疗器具需送至消毒供应中心处理的，应在常规消毒后装入双层黄色医疗废物袋，并做好"新型冠状病毒肺炎"标记，及时送消毒供应中心。

（3）患者用过的床单、被套、枕套可集中送洗衣房进行清洗消毒，用双层黄色医疗废物袋密封，并做好"新型冠状病毒肺炎"标记，否则按医疗废物处理。棉胎、枕芯、床垫使用臭氧床单位消毒机进行整体消毒 30min 或参照使用说明。

4. 地面的消毒

（1）地面消毒的区域顺序为：清洁区→潜在污染区→污染区。地面每日使用 1 000mg/L 的含氯消毒液消毒，每日至少 2 次，污染时随时消毒。

（2）有肉眼可见污染物时应先使用一次性吸水材料蘸取 5 000～10 000mg/L 的含氯消毒液完全清除污染物，然后常规消毒。清理的污染物按医疗废物集中处置。

（3）无明显污染物时用 1 000mg/L 的含氯消毒液擦拭消毒，每日 2 次，污染时随时消毒。地拖根据洁污区域分区使用，并做好消毒登记。

5. 其他情况

（1）呕吐物、排泄物、分泌物应有专门容器收集，使用浓度为有效氯 5 000～10 000mg/L 的消毒液作用 2h。

（2）如呕吐物、排泄物、分泌物等污染物直接污染地面，可用含有效氯 5 000～10 000mg/L 的含氯消毒剂包裹物直接覆盖包裹污染物，作用 2h，同时用消毒湿巾（高效消毒成分）或有效氯 1 000mg/L 的含氯消毒剂的擦（拖）布擦（拖）拭可能接触到呕吐物的物体表面及其周围（消毒范围为呕吐物周围 2m，建议擦拭 2 遍）。

四、终末消毒

1. 终末消毒步骤 空气消毒→通风 30min →清除房间内的废弃物→消毒物表、复用物品、地面→自然通风。

2. 空气消毒

（1）可用紫外线灯对空气消毒 60min。

（2）气溶胶喷雾法：空气净化系统，可采用含 0.5% 过氧乙酸或 3% 过氧化氢或 500mg/L 二氧化氯，按 20ml/m³ 的量进行气溶胶喷雾消毒，宜采用 3% 的过氧化氢等超低容量雾化消毒。消毒前关好门窗，喷雾时按先上后下、先左后右、对表面及空间均匀喷雾，作用 60min。然后开启空气净化系统，再次进行气溶胶雾消毒，作用 60min。没有空气净化系统的区域，只需进行一次气溶胶喷雾消毒。

（3）汽化（气化）过氧化氢消毒装置消毒法：可对空气和环境物表进行一体化消毒，具体操作按设备使用说明书进行。

（4）注意事项：喷雾消毒必须覆盖所有区域，包括清洁区、潜在污染区、污物通道、病区的天花板、墙壁等，喷雾前应将室内易腐蚀的仪器设备（如监护仪、显示器）等物品盖好，消毒结束后对易腐蚀物品用 75% 乙醇喷洒和一次性使用消毒湿巾擦拭消毒。空气消毒应做好相应的登记。

3. 按照高风险区域要求进行清洁、消毒　采取湿式卫生清洁方式进行；所用含氯消毒剂的消毒时间必须作用时间 ≥ 30min，然后再用清水擦拭。清洁消毒时应有序进行，由上到下、由里到外、由轻度污染到重度污染顺序进行全面彻底清洁及消毒。

4. 物体表面

（1）诊疗设施、设备表面、高频接触表面，如诊疗床、诊疗桌、分诊台、治疗台、门把手、计算机等物体表面、担架运输工具，包括诊疗相关仪器（心电监护仪、微量泵、输液泵、营养泵、降温机、仪器架等）。首选 1 000mg/L 的含氯消毒溶液擦拭消毒，消毒后再用清水擦拭，以免造成设备表面腐蚀，不耐腐蚀（金属等）设备设施表面使用 75% 的乙醇擦拭消毒（至少 2 次）。擦拭布巾根据洁污区域分区使用，并做好消毒登记记录。

（2）有肉眼可见污染物时应先使用一次性吸水材料蘸取 5 000 ~ 10 000mg/L 的含氯消毒液完全清除污染物，然后常规消毒。清理的污染物按医疗废物集中处置。

5. 地面

（1）地面消毒的区域顺序为：清洁区→潜在污染区→污染区。

（2）有肉眼可见污染物时应先使用一次性吸水材料蘸取 5 000~10 000mg/L

的含氯消毒液完全清除污染物,然后常规消毒。清理的污染物按医疗废物集中处置。

(3)无明显污染物时用1 000mg/L的含氯消毒液擦拭消毒。地拖根据洁污区域分区使用,并做好消毒登记。

6. 复用物品如诊疗器械、器具

(1)听诊器、血压计、温度计等医疗器具和物品专人专用。听诊器、血压计用后使用75%的乙醇擦拭消毒(至少2次),温度计采用75%的乙醇浸泡消毒。

(2)重复使用的医疗器具可用1 000mg/L的含氯消毒液浸泡30min后(如是不耐腐蚀的医疗器具,可用75%的乙醇消毒液浸泡30min),再按常规程序进行处理。医疗器具需送至消毒供应中心处理的,应在常规消毒后装入双层黄色医疗废物袋,并做好"新型冠状病毒肺炎"标记,及时送消毒供应中心。

7. 床单位 使用1 000mg/L含氯消毒液依次擦拭消毒床头桌、床头、床栏杆、床尾、床板、床底及床脚等。棉胎、枕芯、床垫使用臭氧床单位消毒机进行整体消毒(需要整个床单位完全罩住,边缘需压入床垫下)。

8. 其他情况

(1)呕吐物、排泄物、分泌物应有专门容器收集,使用浓度为有效氯5 000~10 000mg/L的消毒液作用2h。

(2)如呕吐物、排泄物、分泌物等污染物直接污染地面,可用含有效氯5 000~10 000mg/L的含氯消毒剂包裹物直接覆盖包裹污染物,作用2h,同时用消毒湿巾(高效消毒成分)或有效氯1 000mg/L的含氯消毒剂的擦(拖)布擦(拖)拭可能接触到呕吐物的物体表面及其周围(消毒范围为呕吐物周围2m,建议擦拭2遍)。

五、医疗废物及被服的处理

1. 医疗废物的处理

(1)科室产生的废弃物均按照医疗废物处置。用双层黄色医疗废物袋封装医疗废物,外贴标签注明"新型冠状病毒肺炎"或简写为"新冠"。

(2)潜在污染区和污染区产生的医疗废物,在离开污染区前应当对包装袋表面采用1 000mg/L含氯消毒液喷洒消毒(注意喷洒均匀)或在其外面加套一层医疗废物包装袋；清洁区产生的医疗废物按照常规的医疗废物处置。

（3）科室医疗废物需由专人、专车收运至指定存放点，不得与一般医疗废物和生活垃圾混放、混装。每天运送结束后，使用1 000mg/L含氯消毒液对运送工具进行擦拭消毒。使用1 000mg/L含氯消毒液对医疗废物暂存地进行拖地消毒，每日2次。

（4）每日定时由无害化处理中心设专人负责回收医疗废物。

（5）做好《医疗废物交接登记》，交接双方做好登记签名。

2. **被服的处理**　患者用过的床单、被套、枕套送洗衣房进行清洗消毒，用双层黄色医疗废物袋密封，并做好"新型冠状病毒肺炎"标记。有条件的医院可使用专用水溶性包装袋。棉胎、枕芯、床垫使臭氧床单位消毒机进行整体消毒。

六、对死亡患者尸体的处理

患者死亡后，要尽量减少尸体移动和搬运，应由经培训的工作人员在严密防护下及时进行处理。用3 000mg/L的含氯消毒剂或0.5%过氧乙酸棉球或纱布填塞尸体口、鼻、耳、肛门等所有开放通道；用双层布单包裹尸体，装入双层尸体袋中，由专用车辆直接送至指定地点火化。患者住院期间使用的个人物品经消毒后方可交给患者家属。

附2

医务人员的分级防护要求

防护级别	适用情况	防护用品								
		外科口罩	医用防护口罩	防护面罩或护目镜	乳胶手套	工作服	隔离衣	防护服	工作帽	鞋套
一般防护	普通门（急）诊、普通病房医务人员	+	—	—	±	+	—	—	—	—

续表

防护级别	适用情况	防护用品								
		外科口罩	医用防护口罩	防护面罩或护目镜	乳胶手套	工作服	隔离衣	防护服	工作帽	鞋套
一级防护	发热门诊与感染疾病科医务人员	＋	－	－	＋	＋	＋	－	＋	－
二级防护	进入疑似或确诊经空气传播疾病患者，安置地或为患者提供一般诊疗操作	－	＋	±	＋	＋	± ★	± ★	＋	＋
三级防护	为疑似或确诊患者进行产生气溶胶操作时	－	＋	＋	＋	＋	－	＋	＋	＋

注："＋"表示应穿戴的防护用品，"－"表示不需穿戴的防护用品，"±"表示根据工作需要穿戴的防护用品，"± ★"为二级防护级别中，根据医疗机构的实际条件，选择穿隔离衣或防护服。三级防护时需加戴面罩或全面型呼吸防护器。

第四节　无菌操作

一、定义

1. **无菌操作**　是指在医疗、护理过程中，避免微生物污染已灭菌的物品或区域的技术。

2. **无菌区**　经过灭菌处理且未被污染的区域。

3. **非无菌区**　未经过灭菌处理或虽经过灭菌处理但又被污染的区域。

4. **无菌物品**　经过物理或化学方法灭菌后保持无菌状态的物品。

二、无菌操作的基本原则

1. 无菌操作前，操作者戴好帽子、口罩，做好手卫生或手消毒，必要时穿无菌衣，戴无菌手套。

2．进行无菌操作的环境应清洁、宽敞，环境空气、物体表面、医务人员手卫生达到相关规定要求。

3．使用无菌物品时，按无菌操作执行。一次性使用的无菌医疗器械、用品不得重复使用。

4．无菌物品与非无菌物品分柜放置，并有明显标志。各临床科室应在治疗室或处置室设立专柜存放备用的无菌物品和一次性无菌物品。接触无菌包（取放无菌物品或整理无菌柜）前必须洗手或做手消毒。

5．使用无菌物品前必须认真检查无菌包包装的外观质量（即无菌包是否过期、潮湿、霉变、穿孔），检查标识有效性（即无菌包的名称、灭菌时间或失效期、签名等），检查无菌包的包内外化学指示胶带变色情况等。如发现无菌包过期、潮湿、破损、霉变，密封容器的筛孔被打开，无菌包掉落在地或误放不洁之处，外包装指示带或包内化学指示卡变色未达到标准或有疑问等情况，则视为无菌包污染，不得使用。

6．无菌物品必须一人一用一灭菌。取用无菌物品时应用无菌持物钳/镊近距离夹取。取放无菌物品时应面对无菌区，手臂必须保持在腰部以上，未穿无菌衣或无菌袖套的手臂或非无菌物品不得跨越无菌区。

7．尽量使用独立包装的无菌持物钳/镊。干式无菌持物筒每4h更换1次，一旦污染随时更换。

8．无菌用物取出后暂时不使用的，应用无菌巾包（盖）好，超过4h不得使用。开启的无菌药液必须注明时间，开启的无菌溶液须在4h内使用，其他溶液不得超过24h。注射治疗时，应用无菌盘存放注射器，抽出的药液不得超过2h。

9．无菌容器盛放的无菌物品，一经打开，使用时间最长不得超过24h。

三、无菌操作的关键点

（一）无菌手套的使用技术

1．严格遵循无菌操作技术原则，无菌手套仅用于无菌操作。

2．戴无菌手套前，修剪指甲，取下手表和手上饰物，进行手卫生。

3．选择合适的无菌手套型号。

4. 采用分次提取法或一次性提取法从无菌手套包中取出无菌手套。

5. 凡未戴手套的手，只能接触手套的内面；已戴好手套的手，只能接触手套外面。戴好无菌手套的手只能在无菌区内活动，并始终保持在腰部以上、平视线范围内。

6. 进行无菌操作过程中，无菌手套被（或可疑被）穿破、污染，应立即更换或加戴一副无菌手套。

7. 脱手套时，已污染的手套勿接触到皮肤或周围环境。

8. 使用后的一次性手套按"感染性医疗废物"处置。

9. 脱手套后行手卫生。

（二）无菌口罩的使用技术

1. 进行手术操作时、进行侵袭性操作前、接触患者破损皮肤和黏膜时及进入层流病房前戴无菌口罩。

2. 佩戴口罩前必须洗手。

3. 实施外科手术、护理免疫功能低下患者时佩戴外科口罩，一般无菌操作时使用一次性无菌口罩。进行易发生职业暴露的高危无菌操作应佩戴防护口罩。

4. 口罩佩戴方法　佩戴口罩时要让口罩紧贴面部和完全覆盖口鼻、下巴，有金属片的一边向上，外科口罩深色面朝外，浅色面朝内，系紧固定口罩的绳子或把口罩的松紧带绕在耳朵上，并把金属片沿鼻梁两侧按紧，使口罩紧贴面部。

5. 密合性检查　戴好口罩后，双手尽量完全覆盖在口罩上，呼气时用手感觉气体有否从口罩的边缘逸出。每次佩戴医用防护口罩进入工作区域之前，应进行密合性检查。

6. 外科口罩只能一次性使用，口罩潮湿后、受到患者血液、体液污染后，应及时更换。

（三）无菌盘（区域）的布置技术

1. 严格遵循无菌技术操作原则。

2. 操作区宽敞、清洁、明亮。治疗盘清洁、干燥。

3. 按无菌操作技术，取出无菌巾铺于治疗盘构成无菌盘。铺好的无菌盘上下层无菌巾的开口边缘应对齐并向上折叠盖严。

4. 向无菌盘里摆放无菌物品放置有序，方便取出。摆放时不可触及或跨越无菌区，并保持无菌于腰平面至视野之内。

5. 铺好的无菌盘在 4h 内使用，无菌盘使用后即需更换。

6. 使用后的一次性医疗物品、敷料按医疗废物分类收集要求进行分类收集处置。

（四）无菌持物钳的使用技术

1. 使用无菌持物钳，应就近夹取无菌物品，需到远方夹取无菌物品时要连同泡镊筒一起移动。

2. 使用前检查无菌持物钳的有效期，夹取物品过程中保证不受污染，一用一灭菌。

3. 取、放无菌持物钳时应闭合钳端，避免接触容器边缘而被污染。

4. 无菌持物钳夹取油纱布后，不能再使用。防止油粘于钳端影响消毒效果或使空气中微粒沉积污染钳端。

5. 不可使用无菌持物钳进行换药、皮肤消毒，以免被污染。

6. 干式无菌持物钳每 4h 更换 1 次，遇污染时随时更换。

四、特殊无菌操作

中医针刺类、微创类诊疗技术由于属于有创操作，可进入皮下组织、筋膜、肌腱甚至深部组织，一旦发生感染有较高风险，因此在操作时应严格进行无菌操作，其操作要点如下：

1. **器具的检查**

（1）确保使用的针具、器械、埋线等器具已灭菌，并在灭菌有效期内。

（2）检查诊疗器具外包装有无破损，包装不宜过早打开以防止污染，无菌包装打开超过 4h 不宜继续使用。

（3）对于弯曲变形、有倒钩毛刺的针具或器具立即弃去不用。

2. **操作者准备**

（1）操作者佩戴外科口罩。

（2）操作者彻底进行洗手或手消毒，戴无菌手套。

（3）行微创类治疗的操作者还应戴帽子，穿无菌手术衣，施治部位铺大小适宜的无菌单。

3. 消毒方法

（1）选择合适的皮肤消毒剂，按消毒剂使用要求，彻底消毒穿刺或治疗部位。

（2）消毒范围应以针刺部位为中心，以涂擦为主，由内向外缓慢旋转，逐步涂擦，共 2 次，普通针刺类范围应 ≥ 5cm×5cm，微创治疗皮肤消毒范围应 ≥ 15cm×15cm。

（3）消毒棉球应一穴一换，不得使用同一个消毒棉球擦拭 2 个以上部位。

4. 注意事项

（1）规范操作，减少损伤及出血。

（2）穿刺或治疗部位皮肤不完整者不应参加针刺或微创治疗。

（3）拔针或治疗结束后用无菌棉签或棉球压迫止血，微创治疗的创口可使用无菌敷料覆盖。

（4）观察穿刺或治疗点。嘱患者 24h 内局部皮肤避免沾水等预防感染。

第五节　医疗废物的管理

一、医疗废物的分类

（一）医疗废物

医疗废物是指医疗卫生机构在医疗、预防、保健以及其他活动中产生的具有直接或间接感染性、毒性以及其他危害性的废物。分为感染性、损伤性、病理性、药物性和化学性五类。

1. **感染性废物**　携带病原微生物具有引发感染性疾病传播危险的医疗废物。常见的有被患者血液、体液、排泄物污染的物品，医疗机构收治的隔离传染病患者或者疑似传染病患者产生的生活垃圾，使用后的一次性使用医疗用品及一次性医疗器械视为感染性废物等。

2. **损伤性废物**　能够刺伤或者割伤人体的废弃的医用锐器。常见的有医用针头、缝合针，各类医用锐器等。

3. **病理性废物**　诊疗过程中产生的人体废弃物和医学实验动物尸体等。

常见的有手术及其他诊疗过程中产生的废弃的人体组织、器官等，病理切片后废弃的人体组织、病理蜡块等。

4. **药物性废物**　过期、淘汰、变质或者被污染的废弃药品。常见的有废弃的一般性药品，废弃的细胞毒性药物和遗传毒性药物，废弃的疫苗、血液制品等。

5. **化学性废物**　具有毒性、腐蚀性、易燃易爆性的废弃化学物品。常见的有医学影像室、实验室废弃的化学试剂等。

（二）普通废物

在医院、诊所等医疗保健机构以及医学实验室产生的，与医疗、预防、保健活动相关的无直接或间接感染性、毒性以及其他危害性的废物不作为医疗废物而视为普通废物。

（三）生活垃圾

指在医疗机构中产生的与医疗活动无关的垃圾。

二、医疗废物的处置要求

（一）暂存间

1. 各病区应设有医疗废物暂存间，暂时存放科室产生的医疗废物。

2. 暂存间单独设置，与清洁区域，如治疗室、办公室分开。

3. 暂存间应上锁，门始终保持关闭状态，防止医疗废物的丢失或患者及其家属误入而发生意外。

4. 根据医疗废物的分类，暂存间内设置不同的收集容器。

（二）医疗废物包装袋、锐器盒

1. 由医院指定的部门统一采购供应。

2. 盛装医疗废物的包装袋、锐器盒在使用前应仔细检查。完好无损才能使用；包装袋或者锐器盒的外表面被感染性废物污染时，必须对被污染处进行消毒处理或者增加一层包装。

3. 盛装医疗废物的每个包装物、锐器盒外表面必须有警示标识，在每个包装物、容器上必须填写好中文标签。

4. 放入包装袋或锐器盒内的废物不得取出；盛装的医疗废物达到包装物或锐器盒的 3/4 时，采用有效的封口方式，使包装物或锐器盒的封口紧实、严密。

5. 每个产生感染性废物及损伤性废物的房间（诊间）或每辆治疗车均应配备感染性废物包装袋及锐器盒。

6. 医疗废物包装物或锐器盒禁止用于收集生活垃圾以及其他用途。

三、运输、暂存、交接相关要求

（一）转运人员

1. 必须经过培训，在科室和医疗废物暂存地交接医疗废物时，认真清点、检查、签收并保存记录。

2. 运送人员在接收、运送医疗废物前，检查包装物或者容器的标识、标签及封口是否符合要求。

3. 在运送过程中应做好个人防护，包括工作服、橡胶手套，必要时穿防水围裙、戴口罩。如果处置体液有眼睛或黏膜暴露可能时，应带护目镜或面罩。

4. 运送时应时刻注意的要点

（1）确保包装袋有效地密封，并且完整。

（2）包装物或容器外若有污染，应加装一层包装并再次封口。

（3）搬运包装袋时只抓握袋的颈部，禁止用手托住袋子底部。

（4）包装袋放入车内后，禁止用手进行挤压。

（5）一旦发生意外撒落，知晓正确的意外撒落处理规程并执行。

5. 每天从医疗废物产生科室将分类包装的医疗废物按照规定的时间和线路运送至医院医疗废物暂存地。

（二）转运车

1. 运送车应符合国家相关规定，大小、高低合适，防渗漏、防逸散、无锐利边角，易于装卸和清洁。由医院指定的部门统一采购供应。

2. 运送车应专用、不能用于其他转运目的，不能与其他推车混用。

3．运送车应易于清洗和排水，不能成为昆虫寄居的场所。

4．运送车应有明显标志，提醒行人注意避让。

5．每日运送结束后，必须对运送车进行清洁和消毒处理。

（三）运送过程中意外撒落处理规程

1．如果包装袋或锐器盒仅仅从车内落到地上，包装袋和锐器盒完整未破裂，医疗废物和锐器没有撒落出来。

（1）运送人员在戴手套的情况下，抓住包装袋颈部或锐器盒手提部位，放入运送车内。

（2）运送车加盖扣紧，有效封闭，继续运送。

2．如果包装袋和锐器盒破裂，袋内的医疗废物和锐器撒落在地上。

（1）立即报告主管部门和科室负责人，请求派人到现场支援处理。

（2）利用周围可移动的任何物品和设备，建立警戒范围，树立警示标志或口头警告，防止对路上的医护人员、患者和家属造成损害。

（3）运送人员必须借助扫把、火钳之类的清扫工具把医疗废物装入袋中。禁止直接用手把废弃物捡入袋内。

（4）如果地面、墙面和其他物体表面被撒落的医疗废物上的血液、体液等污染时，必须进行清洁和消毒工作。采用2 000mg/L的含氯消毒剂消毒30min，再用清水擦拭和拖地。

（5）现场警戒解除。

（6）用过的清扫工具进行充分清洁和消毒。

（四）医疗废物院内暂存

1．远离医疗区、饭堂、人员活动区，方便医疗废物运送人员及运送工具、车辆的出入。

2．有严密的封闭措施，暂存点必须上锁，设专（兼）职人员管理，防止非工作人员接触医疗废物。

3．有防鼠、防蚊蝇、防蟑螂、防盗、防儿童接触的安全措施。

4．防止渗漏和雨水冲刷。地基高度应确保设施内不受雨水冲击或浸泡，地面和1m高的墙裙进行防渗处理，地面有良好的排水性能。

5．暂存点内墙壁和地面易于清洁和消毒。

6．避免阳光直射，应有良好的照明设备和通风条件。

7. 设有明显的医疗废物警示标识和"禁止吸烟""禁止饮食"的警示标识。

8. 暂时贮存病理性废物，应当具备低温贮存或者防腐条件。

9. 医疗废物暂时贮存的时间不得超过48h。

10. 医疗废物的暂时贮存设施、设备应当定期清洁和消毒。运送工具每日进行清洁和消毒。

（五）交接

1. **医疗废物产生科室与医疗废物收集专职人员的交接**　移交并填写记录单，记录内容包括日期、部门、医疗废物类别及重量或数量、交接人员分别签名。记录单至少保存 3 年。

2. **医院医疗废物暂存地与医疗废物处置单位的交接**　移交并填写《危险废物转移联单》，双方签字并加盖单位公章。联单至少保存 5 年。

第二章
清洁、消毒、灭菌

第一节　不同危险性中医诊疗物品的分类及消毒方式

一、高度危险性中医诊疗物品

1. **定义**　进入人体无菌组织、器官、脉管系统，或接触破损皮肤、破损黏膜的物品或有无菌体液从中流过，一旦被污染，具有极高感染风险的物品，包括针刺类、微创类，罐具类中的针刺罐、血罐等。

2. **消毒方式**　高度危险性中医诊疗物品常用灭菌方法，如压力蒸汽灭菌法、低温甲醛蒸汽灭菌法、环氧乙烷灭菌法、过氧化氢等离子灭菌法等。

二、中度危险性中医诊疗物品

1. **定义**　与完整黏膜相接触，而不进入人体无菌组织、器官和血流，也不接触破损皮肤、破损黏膜的物品，包括刮痧类，罐具类的普通玻璃火罐、陶罐、竹罐，以及接触皮肤的纱布、敷料等。

2. **消毒方式**　中度危险性中医诊疗物品常用高水平消毒法或中水平消毒法，如戊二醛消毒、邻苯二甲醛消毒、氯和含氯制剂消毒、过氧乙酸消毒、含溴消毒剂消毒、煮沸消毒、流动蒸汽消毒及碘类、醇类消毒剂消毒等。

三、低度危险性中医诊疗物品

1. **定义** 与完整皮肤接触而不与黏膜接触的器材，包括敷熨熏浴类的热罨包、沐足桶、艾灸箱等，以及诊疗环境如诊疗台、桌面；诊床的围栏、床面以及床头柜、被褥；墙面，地面等。

2. **消毒方式** 低度危险性中医诊疗物品常用中水平或低水平消毒法，如使用苯扎溴铵或双链季铵盐类消毒剂等。

第二节　可复用中医诊疗器具清洁消毒与灭菌

一、个人防护

在进行可复用中医诊疗器具清洗消毒与灭菌时，因在其过程中存在感染因子和化学因子的暴露风险，因此工作人员应高度重视个人防护。应遵循以下原则：

1. 处理锐利器具如针具时，应采取锐器伤预防措施，避免或减少发生锐器伤。

2. 处理污染器具和用具时应穿戴好个人防护用品，避免感染因子的暴露。手部有皮疹的工作人员禁止直接接触诊疗器具。

3. 清洗、消毒过程易发生液体、气体喷溅时，应穿戴好防水围裙，佩戴好护目镜或防护面罩、手套等。

4. 热力消毒、灭菌操作的人员在接触高温物品和设备时，应使用防烫的棉手套、穿着长袖工装；排除压力蒸汽灭菌器蒸汽泄漏故障时应进行防护，防止皮肤的灼伤。

5. 使用紫外线消毒时，应避免对人体的直接照射，必要时戴防护镜和穿防护服进行保护。

6. 在使用化学气体消毒灭菌时，应预防有毒有害气体对人体的危害，在处于通风良好的环境，佩戴好口罩或防护面罩；应用环氧乙烷灭菌时，应严防发生爆炸和燃烧。

7. 液体化学消毒灭菌时，应防止过敏及对皮肤黏膜的损伤。

二、常规清洁消毒灭菌程序

通常情况下可重复使用的中医诊疗器械，应遵照《医疗机构消毒技术规范》WS/T 367—2012 要求，严格一人一用一消毒或灭菌，并应放在防刺的容器内密闭运输，由消毒供应中心（CSSD）集中回收，遵循先清洗、后消毒的处理程序。

（一）清洗

使用冲洗、洗涤等方法先去除中医诊疗器具上污物，分机械清洗法（如超声波清洗器清洗法）和手工清洗法。

1. 机械清洗法（如超声波清洗器清洗）

（1）冲洗：将要清洗的诊疗器具放置篮筐内，于流动水下冲洗，初步去除污染物。

（2）洗涤：清洗器内注入洗涤用水，根据污染程度使用医用清洁剂（或含酶洗液），水温应＜45℃，将篮筐放置清洗器内浸没在水面下。超声清洗时间宜 3～5min，可根据污染情况适当延长清洗时间，不宜超过 10min。

（3）漂洗：将篮筐整体端出用流动水冲洗，滤干水分。

（4）超声清洗操作应遵循生产厂家的使用说明或指导手册。

2. 手工清洗法

（1）冲洗：将器具放置篮筐内，于流动水下冲洗，初步去除污染物。

（2）洗涤：将盛放器具篮筐完全浸没于医用清洁剂中，水温宜为 15～30℃，浸泡时间和医用清洁剂使用液浓度参考生产厂家使用说明书，浸泡后再用毛刷或软布反复刷洗或擦洗器具内外表面，达到洗涤目的。

（3）漂洗：用流动水冲洗干净，滤干水分。

（二）修整

部分中医诊疗器具清洗之后，需要进行修整。如针刺类、微创类中的针具，拔罐类的玻璃火罐等。

1. 针具的修整

（1）用 75% 乙醇棉球包裹针具沿针柄至针尖方向单向反复擦拭，去除残存的污渍，将轻微弯曲的针具捋直。

（2）严重弯曲变形、针尖有倒钩或毛刺的针具应废弃不再使用，作为损伤性医疗废物直接放入锐器盒。

（3）将修整后的针具按照规格大小分类，整齐插入置于硬质容器中的纱布棉垫上、或塑封包装、或有封口的玻璃针管中，玻璃针管内置棉垫保护针尖。

2. 玻璃火罐的修整　检查玻璃火罐瓶口及罐体是否完整，对有裂纹或破口的火罐，应及时丢弃，防止灭菌或消毒时火罐碎裂而发生意外。

（三）消毒与灭菌

1. 灭菌　所有针刺类、微创类、罐具中的针罐及其他涉及侵入性操作或接触人体破损皮肤、破损黏膜、组织的中医诊疗器具必须达到灭菌水平。

（1）压力蒸汽灭菌（首选）

1）适用范围：适用于耐热、耐湿诊疗器械、器具和物品的灭菌，如针具、刀具、玻璃罐、羊肠线等。

2）灭菌参数：压力蒸汽灭菌器：下排气式一般为121℃，30min，102.8～122.9kPa；预真空式一般为132℃，4min，184.4～210.7kPa，或134℃，4min，210.7～229.3kPa。

3）注意事项：①灭菌包重量要求：器械重量不超过7kg，敷料包重量不超过5kg；②灭菌包体积要求：下排气压力蒸汽灭菌器不宜超过30cm×30cm×25cm；预排气压力蒸汽灭菌器不宜超过30cm×30cm×50cm；③灭菌后的器具有效期为：塑封包装180天；开包使用后4h内有效；开包后未用完或未开包过期者应重新灭菌后使用。

（2）低温甲醛蒸汽灭菌

1）适用范围：适用于不耐湿、热的医疗器械、器具和物品的灭菌，如竹罐、陶瓷罐、塑料罐、铜砭等。

2）灭菌参数：气体甲醛作用浓度为35%～40%，灭菌温度55～80℃，相对湿度80%～90%，灭菌维持时间30～60min。

3）注意事项：①灭菌器应取得卫生部门消毒产品卫生许可批件，使用专用灭菌溶液，不应采用自然挥发或熏蒸的灭菌方法；②操作者持证上岗，并有相应的职业防护知识和技能；③灭菌器内经过甲醛残留处理的灭菌物品，取出后可直接使用；④灭菌物品应使用专用包装材料；⑤装载时，物品应摊开放置，中间留有一定缝隙，物体表面应尽量暴露。使用纸塑材料包装时，包装袋应竖立，纸面对塑面依序排放。

（3）环氧乙烷灭菌

1）适用范围：适用于不耐热、不耐湿的诊疗器械、器具和物品的灭菌。如纸制品、化纤制品、塑料制品、陶瓷及金属制品等，包括竹罐、陶瓷罐、塑料罐、铜砭等。

2）灭菌参数：①100%纯环氧乙烷灭菌器，当环氧乙烷作用浓度为450～1 200mg/L 时，灭菌温度 37～63℃，相对湿度 40%～80%，灭菌时间 1～6h。②其他环氧乙烷灭菌器灭菌参数按生产厂家操作说明进行。

3）注意事项：①灭菌器应取得卫生部门消毒产品卫生许可批件；②灭菌器由专业人员进行安装，包括专门的排气管道；③操作者应经过专业知识培和紧急事故处理的培训，持证上岗；④灭菌器及气瓶应远离火源和静电，气瓶不应存放于冰箱中；⑤每年对工作环境中环氧乙烷浓度进行监测并记录；⑥物品灭菌前应彻底清洗干净，应使用专用包装材料；⑦灭菌柜内装载物品周围应留有空隙，物品应放置于金属网状篮筐内；纸塑包装应侧放。装载不超过总体积80%；⑧除金属和玻璃材质外的灭菌物品，灭菌后应经过解析。解析过程可在灭菌柜内进行，也可在通风橱，但不宜采用自然通风法。

（4）过氧化氢气体等离子灭菌

1）适用范围：适用于不耐高温、湿热的诊疗器具。如竹罐、陶瓷罐、塑料罐、铜砭等。

2）灭菌参数：过氧化氢浓度＞6mg/L，温度 45～65℃，灭菌周期 28～75min。

3）注意事项：①灭菌前物品应充分清洗干净、干燥；②包装材料应采用专用包装袋，不应含有植物纤维材质，如纸、海绵、棉布、木质类、油类、粉类等；③灭菌包不应叠放，不应接触灭菌腔内壁。

2. **消毒** 接触完整皮肤、黏膜的诊疗器械、器具和物品应进行消毒，如刮痧类的刮痧板、砭石，罐类的玻璃罐、竹罐、陶罐、抽气罐，敷熨熏浴类的热罨包、沐足桶、熏蒸床、一次性垫巾，灸类的艾灸箱等。

（1）高水平消毒：可采用化学消毒剂或热力消毒方式进行消毒。

1）化学消毒剂消毒：可采用含有效氯500mg/L的溶液浸泡或擦拭，或其他同等作用且合法有效的消毒剂中，时间＞30min；如被血液、体液污染时，应及时去除污染物，再用含有效氯2 000～5 000mg/L消毒液，或其他同等作用且合法有效的消毒剂中，浸泡或擦拭消毒＞30min，清水冲洗，干燥保存。

2）热力消毒：如消毒后直接使用的诊疗器械、器具和物品，应符合A_0值3 000（温度90℃/5min，或93℃/2.5min）要求。如消毒后继续需要灭菌处理的，温度及时间见表2-1。

表2-1　热力消毒灭菌温度及时间对照表

温度（℃）	消毒时间（min）	温度（℃）	消毒时间（min）
90	≥ 1	75	≥ 30
80	≥ 10	70	≥ 100

（2）中水平消毒：可使用75%的乙醇、碘类消毒剂、氯己定、季铵盐或醇类和氯己定的复方、醇类和季铵盐类化合物的复方等擦拭消毒，作用时间根据消毒剂使用说明设定。

三、特殊病原体污染物的清洁、消毒程序

（一）朊病毒

感染朊病毒的患者应尽量使用一次性中医诊疗器具，使用后应进行双层密闭封装焚烧处理。如可复用的中医诊疗器具，被朊病毒污染后，应按如下方式进行处理：

1. 污染器具应进行保湿处理，防止干涸。可以把器具浸入水中或具有灭活朊病毒活性的消毒剂中，或者用湿布覆盖在器具上，或使用转运凝胶或泡沫等。

2. 被患者高危组织（包括脑组织，脊髓、眼和脑垂体组织）污染的高

危器具，如针具等，可以选用以下任意一种方式进行消毒灭菌。

方法一：将器具浸泡于1mol/L氢氧化钠溶液中作用60min，然后进行清洗、消毒和灭菌，压力蒸汽灭菌应采用134～138℃、18min或132℃、30min或121℃、60min。

方法二：清洁污染物后，将器具浸泡于1mol/L氢氧化钠溶液中作用60min，再置于压力蒸汽灭菌121℃、30min，然后再清洗，并按照一般程序灭菌。

方法三：将器具浸泡于1mol/L氢氧化钠溶液中作用60min，去除可见污染物，清水漂洗，置于开口盘内，下排气压力蒸汽灭菌器内121℃灭菌60min或预排气压力蒸汽灭菌器134℃灭菌60min，然后清洗，并按照一般程序灭菌。

3. 被患者高危组织（包括脑组织，脊髓、眼和脑垂体组织）污染的低危器具和环境及一般物体表面，如砭石、沐足桶、热罨包等，应先用清洁剂清洁，然后根据待消毒物品的材质，使用10 000mg/L的含氯消毒剂或1mol/L氢氧化钠溶液擦拭或浸泡消毒，至少作用15min，并确保所有污染表面均接触到消毒剂。为防止环境和一般物体表面污染，宜采用一次性塑料薄膜覆盖操作台，操作完后按特殊医疗废物焚烧处理。

4. 被患者低危组织（如脑脊液、肾、肝、脾、肺、胎盘、淋巴结等）污染的低度危险物品（如砭石、沐足桶等）和环境及一般物体表面，采用常规消毒方式即可。

5. 被患者无危险组织（如外周神经、脂肪组织、骨髓、血液、白细胞、血清、牙龈、前列腺、睾丸、泪液、唾液、痰液、尿液、粪便、精液、乳汁、汗液等）污染的中度或高度危险物品，如针具类、拔罐类、刮痧类等，应采取以下处理措施：

（1）清洗并按常规高水平消毒或灭菌程序处理。

（2）可采用500～1 000mg/L的含氯消毒剂或相当剂量的其他消毒剂处理。

6. 注意事项

（1）科室如接诊或确诊患有朊病毒患者时，应及时告知医院感染管理部门及科室涉及诊疗的其他同事，相关人员进行朊病毒医院感染管理及消毒处理等知识的培训。

（2）被朊病毒污染后的中度、高度危险器具应立即处理，防止干燥，不应使用快速灭菌程序，没有按正确方法消毒灭菌处理的物品应重新按规定处理。

（3）被朊病毒污染后的中度、高度危险器具如不能清洗或只能低温灭菌的，应按照特殊医疗废物处理。

（4）使用的清洁剂、消毒剂应每次更换。

（二）气性坏疽病原体

被气性坏疽病原体污染的可重复使用的中医诊疗器具，应遵循先消毒，后清洗，再灭菌原则。独立收集，专包密封，标识清晰。

1. **中医诊疗器具消毒** 可采用含氯消毒剂 1 000～2 000mg/L 浸泡消毒 30～45min，有明显污染时应采用含氯消毒剂 5 000～10 000mg/L，浸泡消毒时间≥60min，然后按规定清洗、灭菌。

2. **物体表面的消毒** 手术室或治疗室的物体表面，采用 0.5% 过氧乙酸或 500mg/L 含氯消毒剂擦拭。

3. **环境表面的消毒** 手术室或治疗室环境表面有明显污染时，采用 0.5% 过氧乙酸或 1 000mg/L 含氯消毒剂擦拭。

4. **终末消毒** 采用 3% 过氧化氢或过氧乙酸熏蒸，3% 过氧化氢按照 20ml/m³ 气溶胶喷雾，过氧乙酸按照 1g/m³ 加热熏蒸，湿度 70%～90%，密闭 24h；5% 过氧乙酸按照 2.5ml/m³ 气溶胶喷雾，湿度 20%～40%，密闭 24h。

5. **织物处理** 患者用过的床单、被罩、衣物等单独收集，需重复使用时应专包封闭，有条件的医院可使用专用水溶性包装袋，标识清晰，压力蒸汽灭菌后再清洗。

6. **注意事项**

（1）应尽可能使用一次性诊疗器具。

（2）如接触患者创口分泌物的纱垫等敷料、一次性医疗用品、切除的组织等用双层黄色胶袋封装，按医疗废物处理。

（3）不能采用快速灭菌程序。

（三）突发不明原因传染病病原体

如被突发不明原因传染病病原体污染的中医诊疗器械，其消毒处理方法应遵循以下原则：

1. 污染的处理符合国家当时发布的规定要求。

2. 在传播途径不明时，应按照多种传播途径，确定消毒的范围和物品。

3. 按病原体所属微生物类别中抵抗力最强的微生物，选用适宜的消毒方法、消毒剂剂量和种类。

4. 尽可能多使用一次性的诊疗器具和采用覆盖消毒。

四、常用可复用中医诊疗器具的清洁、消毒程序

（一）可复用中医诊疗器具清洁消毒与灭菌基本要求

1. 进入人体无菌组织、器官、腔隙，或接触人体破损皮肤、破损黏膜、组织的诊疗器械、器具和物品应进行灭菌；接触完整皮肤、黏膜的诊疗器械、器具和物品应进行消毒。

2. 重复使用的诊疗器械、器具和物品，使用后应先清洁、再进行消毒或灭菌。

3. 对于物体表面，一般情况下先清洁，再消毒；当受到患者的血液、体液等污染时，先去除污染物，再清洁、消毒。

（二）中医可复用诊疗器具分类

中医可复用诊疗器具分类见表 2-2。

表 2-2　中医可复用诊疗器具分类表

类别	可复用器具
针刺类	毫针、耳针、三棱针、芒针、皮内针、火针、皮肤针、锒针等
微创类	小针刀、刃针、铍针、水针刀、钩针、长圆针、拔针、银质针等
刮痧类	刮痧板、砭石等
罐具类	玻璃火罐、竹罐、陶罐、抽气罐、橡胶罐、血罐等
敷熨熏浴类	热罨包、浴盆、沐足桶、纱布、一次性垫巾、敷料等
灌肠类	灌肠器等
灸类	艾灸箱等

（三）常用可复用中医诊疗器具的清洁消毒程序

1. 针刺微创类器具 针刺微创类器具进入人体组织或器官，应达到灭菌水平，严格一人一用一灭菌。一次性针具一次性使用。可重复使用针刺微创类器具按照"清洗—修针—整理—灭菌—无菌保存"程序处理。

（1）清洗

1）超声波清洗器清洗：①冲洗：将针具放置篮筐内，于流动水下冲洗，初步去除污染物；②洗涤：清洗器内注入洗涤用水，根据污染程度使用清洁剂（或含酶洗液），水温应 ≤ 45℃，将针具篮筐放置清洗器内浸没在水面下。超声清洗时间宜 3～5min，可根据污染情况适当延长清洗时间，不宜超过 10min；③漂洗：将针具篮筐整体端出用流动水冲洗，滤干水分；④超声清洗操作应遵循生产厂家的使用说明或指导手册。

2）手工清洗：①冲洗：将针具置于流动水下冲洗，初步去除污染物；②洗涤：完全浸没于清洁剂（或含酶洗液）中浸泡 10～30min。其间可用镊子等器械拨动针具，达到洗涤目的；③漂洗：用流动水冲洗干净，滤干水分。

（2）修针

1）用 75% 的乙醇棉球包裹针具沿针柄至针尖方向单向反复擦拭，去除残存的污渍，将轻微弯曲的针具捋直。

2）严重弯曲变形、针尖有倒钩或毛刺的针灸针具应剔除废弃不再使用，作为医疗废物直接投入锐器盒。

（3）整理：将整理后的针具按照尺寸的大小分类，整齐插入置于硬质容器中的纱布棉垫上；或者按 5～20 支塑封包装；或有封口的玻璃针管中，玻璃针管内置棉垫保护针尖。

（4）灭菌：优先选择压力蒸汽灭菌法。

1）将整理包装后的针具按规范进行压力蒸汽灭菌后无菌保存备用。

2）硬质容器不能使用普通不锈钢或铝制饭盒替代。有侧孔的不锈钢盒可以作为针具容器，但应有外层布巾包装并符合 WS 310.2—2016 医院消毒供应中心灭菌包装要求。

3）包装容器及内衬纱布棉垫一用一清洗，衬垫发黄变硬有色斑等及时更换不得再用。

4）灭菌后的针具有效期：塑封包装 180 天；开包使用后 4h 内有效；开包后未用完或未开包过期者应重新灭菌后使用。

（5）防护要点

1）针具清洗、修针、整理过程易于发生针刺伤，应根据暴露风险佩戴手套等防护用品。

2）清洗过程中应持器械操作，整筐拿取，严禁徒手抓取针具。

3）修针应先持镊将针尖方向整理一致，并使针具充分散开，避免拿取时刺伤。

4）整理针具插入衬垫时，应方向一致、整齐。

5）一旦被针刺伤，立即按照机构内医务人员针刺伤处理流程处置与报告。

2. **拔罐器具**　刺络拔罐、针罐所用可重复使用的针具，应放在防刺的容器内密闭运输，遵照"清洗—修针—整理—灭菌—无菌保存"程序处理，严格一人一用一灭菌。其他可复用拔罐器具直接接触患者皮肤，应一人一用一清洗一消毒，鼓励有条件的医疗机构由消毒供应中心集中处置。方法首选机械清洗、湿热消毒。

（1）机械清洗湿热消毒，应符合 A_0 值 3 000（相当于 90℃ /5min，或 93℃ /2.5min）的要求。干燥后保存备用。

（2）手工清洗

1）手工清洗的基本条件及防护用品：①罐具清洗应使用专用水池，不得与洗手池共用。有条件应与诊疗区域分开，在独立的区域清洗；②应配备洗罐工具，如刷子、医用酶洗液、滤水篮筐、浸泡桶等；③应配备防水围裙、手套、护目镜等防护用品。

2）手工清洗流程：①应先去除污染。罐内如存有血液、体液、分泌物等，有污水处理设施并排放达标的医疗机构可直接倒入污水处理系统；无污水处理设施的医疗机构，应先用吸湿材料吸附去除可见污染。再将罐具置于流动水下冲洗后，用医用酶洗液浸泡刷洗、清水冲洗。手工清洗时水温宜为 15～30℃；②将清洗后的罐具完全浸泡于有效氯 500mg/L 的含氯消毒液（血罐的消毒液浓度应为有效氯 2 000～5 000mg/L）或其他同等作用且合法有效的消毒剂中，加盖，浸泡时间＞30min，再用清水冲洗干净，干燥保存备用。

3. 熏蒸容器

（1）熏蒸容器内应套一次性清洁塑料袋，盛装熏蒸液供患者浸泡熏蒸。

（2）熏蒸液及内置一次性塑料袋应一人一用一更换，不可多人重复使用。

（3）熏蒸容器一人一用一清洁一消毒。

1）使用后将一次性塑料袋连同熏蒸液一并去除，避免熏蒸液遗撒容器内。

2）清水冲刷容器，去除残留的液体污渍。

3）普通患者使用后用500mg/L的含氯消毒液浸泡消毒，浸泡时间＞30min，清洗干净，干燥备用。

4）隔离患者使用后用1 000～2 000mg/L的含氯消毒液浸泡消毒，浸泡时间＞30min，清洗干净，干燥备用。

（4）消毒后的药浴容器应清洗后干燥保存。

4. 刮痧器具

刮痧类诊疗操作中使用的医疗器械、器具、介质等应保持清洁，重复使用的刮痧器具应一人一用一清洁一消毒，宜专人专用。遇到污染应及时先清洁，后消毒。消毒方法和消毒剂选用应符合国家标准。

（1）清洁：重复使用的刮痧器具，使用以后应先用流动水刷洗，必要时使用清洁剂去除油渍等附着物，做到清洁。

（2）消毒：依据刮痧器具不同的材质，选择适宜的方式进行清洗消毒处理，达到高水平消毒。消毒方法和消毒剂选用要符合国家标准。

1）可采用含有效氯500mg/L的消毒液浸泡消毒，浸泡时间＞30min。隔离患者用1 000～2 000mg/L含氯消毒液浸泡消毒，浸泡时间＞30min，清水冲洗，晒干备用。

2）也可用热力消毒，应符合A_0值3 000（温度90℃/5min，或93℃/2.5min）。

3）砭石等圆钝用于按压操作的器具，达到中水平消毒即可，可使用75%的乙醇、碘类消毒剂等擦拭消毒。遇有污染应及时去除污染物，再清洁消毒。

4）刮痧器具如被血液、体液污染时应及时去除污染物，再用含有效氯2 000～5 000mg/L消毒液浸泡消毒，浸泡时间＞30min，清水冲洗，干燥保存。

5）有条件的机构可交由消毒供应中心清洗消毒灭菌。

5. 敷熨类

中药布袋用完后用500mg/L含氯消毒液浸泡消毒，浸泡时间＞30min，隔离患者用 1 000～2 000mg/L 含氯消毒液浸泡消毒，浸泡时间＞30min，清水冲洗，晒干备用。

6. 灸疗类

（1）艾灸箱每次使用后用清水擦拭，保持清洁。每日诊疗结束后，使用 500mg/L 含氯消毒剂或等效消毒湿巾擦拭消毒，作用时间＞30min，再清水冲洗，晾干备用。

（2）隔离患者专人专物专用，终末使用后用 1 000～2 000mg/L 的含氯消毒剂擦拭消毒，作用时间＞30min，再清水冲洗，晾干备用。

第三节　常用中医诊疗技术涉及化学消毒剂的选择

在中医诊疗技术中涉及多部分需要进行消毒或灭菌的内容，所使用的消毒剂种类繁多，这里将对中医诊疗技术涉及的常用消毒剂种类、作用原理、应用范围、使用方法及注意事项进行阐述。

一、概述

中医诊疗技术涉及消毒剂包括诊疗环境、物品表面、诊疗器具、器械及用具以及作用于人体表面的消毒剂。其选择原则，应根据消毒要求的水平进行选择，且所选择的消毒剂均需要在规定条件下，以合适的浓度和有效的作用时间进行消毒（表2-3）。

表2-3　不同消毒水平的常用化学消毒剂

消毒要求	含义	常用化学消毒剂
灭菌水平	杀灭一切微生物包括细菌芽孢，达到无菌保证水平	环氧乙烷、过氧化氢、甲醛、戊二醛、过氧乙酸等
高水平消毒	杀灭一切细菌繁殖体包括分枝杆菌、病毒、真菌及其孢子和绝大多数细菌芽孢	含氯制剂、二氧化氯、邻苯二甲醛、过氧乙酸、过氧化氢、臭氧、碘酊等
中水平消毒	杀灭除细菌芽孢以外的各种病原微生物包括分枝杆菌	碘类消毒剂（碘伏、氯己定碘等）、醇类和氯己定的复方、醇类和季铵盐类化合物的复方、酚类等

消毒要求	含义	常用化学消毒剂
低水平消毒	能杀灭细菌繁殖体（分枝杆菌除外）和亲脂病毒	季铵盐类消毒剂（苯扎溴铵等）、双胍类消毒剂（氯己定）等

二、过氧化物消毒剂

1. **常用品种** 过氧乙酸、过氧化氢、高锰酸钾。

2. **作用原理**

（1）过氧乙酸：属高效消毒剂，过氧乙酸的气体和溶液都具有很强的杀菌能力。能杀灭细菌繁殖体、分枝杆菌、细菌芽孢、真菌、藻类及病毒，也可以破坏细菌毒素。其杀菌作用比过氧化氢强，杀芽孢作用迅速。

（2）过氧化氢（双氧水）：通过产生破坏性的羟自由基，作用于脂质膜、DNA 和其他必不可少的细胞成分从而产生抑菌与杀菌作用。

（3）高锰酸钾：遇有机物即放出新生态氧，通过氧化细菌体内的活性基因而发挥杀灭细菌的作用，杀菌力极强。

3. **应用范围** 可用于医疗器械及其他医疗用品包括玻璃、塑料、搪瓷、不锈钢、化纤等耐腐蚀物品的消毒，也可用于消毒地面、污水、淤泥等。低浓度过氧乙酸溶液及其气雾剂可用于消毒橡胶制品、棉纺织品、水果蔬菜及皮肤等。过氧化氢还可用于皮肤、黏膜、空气消毒等。

4. **使用方法**（表2-4）

表2-4 过氧乙酸和过氧化氢常见的使用方法

种类	适用物品	使用方法	使用浓度	作用时间
过氧乙酸	凡可以浸泡的物品均可（如体温计、压舌板、玻璃器皿、一次性垫巾、床单、病人服等）	浸泡消毒	1 000～2 000mg/L	细菌繁殖体污染物品15min；肝炎、结核杆菌污染物品灭菌30min；细菌芽孢污染物品消毒用15min，灭菌用30min
	大件或其他不能浸泡消毒物品	擦拭消毒	1 000～2 000mg/L	30min

种类	适用物品	使用方法	使用浓度	作用时间
过氧乙酸	空气或物体表面	使用喷雾器产生气体，杀灭空气中的微生物，且雾滴均匀覆盖于物体表面，作用于物体表面消毒	5 000mg/L，20～30ml/m³	60min
		配制适合浓度后，放蒸发皿或搪瓷盘内，加热蒸发，密闭环境使用	15 000mg/L，7ml/m³	2h
	体温计	浸泡消毒液后，用75%乙醇棉球擦干备用	1 000～2 000mg/L	30min
	空气消毒	消毒液对墙壁、门窗、地板喷雾，喷雾后关闭门窗	5 000mg/L，20～30ml/m³	60min
		消毒剂加入搪瓷盆加入蒸发，密闭门窗	15 000mg/L，7ml/m³	2h
		在病房中喷洒	2 000～4 000mg/L	30～60min
	压舌板、药杯、药瓶的消毒	浸泡消毒	普通消毒：1 000mg/L	15min
			肝炎病毒消毒：2 000mg/L	30min
过氧化氢	物体表面	对各类物体表面擦拭	3%	30min
	手消毒	浸泡后用无菌纸擦干	1%	1min
	空气消毒	杀灭细菌繁殖体	3%，20～30ml/m³	30min
		杀灭细菌芽孢	3%，20～30ml/m³	60min

5. **注意事项**

（1）过氧乙酸易分解，不稳定，应现用现配。

（2）对金属离子有腐蚀性，对不锈钢、镀铬金属块、铝丝有轻度腐蚀性，对铜、铁、高碳钢的腐蚀性更强。

（3）不宜和其他消毒液及碱性消毒液混合使用。

（4）具有腐蚀性，操作时应佩戴防护手套和护目镜。

（5）应密闭、避光、放置于阴凉、干燥、通风处保存。

（6）避免倒置，应采取防止暴晒、防撞等措施。

三、含氯消毒剂

1. **常用品种** 无机氯化合物（如次氯酸钠、次氯酸钙、84消毒剂）、有机氯化合物（二氯异氰尿酸、三氯异氰尿酸等）。

2. **作用原理** 溶于水后产生次氯酸，其分子量小，易扩散到细菌表面并穿透细胞膜进入菌体内，使菌体蛋白氧化导致细菌死亡。

3. **应用范围** 诊疗器械、物品的浸泡消毒、表面擦拭，室内空气的喷洒消毒，饮用水、污水的净化消毒，环境及疫源地的喷洒消毒等。

4. **使用方法**（表2-5）

表2-5　含氯消毒液常见的使用方法

适用范围	使用方法	使用浓度	作用时间
普通诊疗器械、物品及环境	浸泡、擦拭、喷洒消毒	500mg/L	＞30min
公共场所物品及环境	浸泡、擦拭、喷洒消毒	250mg/L	＞10min
被传染病病毒或血液、体液、分泌物等污染物品	浸泡、擦拭消毒	2 000～5 000mg/L	＞30min
	喷洒消毒	2 000mg/L	＞60min
具有传染风险的分泌物、排泄物等	含氯消毒剂干粉直接加入分泌物、排泄物中，搅拌后静置	5 000～10 000mg/L	＞2h

5. **注意事项**

（1）消毒剂具有挥发性，应现用现配，使用时间不超过24h。

（2）消毒剂每次使用前应进行浓度测试，确保消毒效果。

（3）含氯消毒剂具有一定刺激性，使用的时候先打开盖子通风，避免吸入，工作人员穿戴好防护措施。

（4）消毒好的物品应以清水冲洗或抹干，避免消毒剂对其表面的腐蚀。

（5）应存放在儿童拿不到的地方，如消毒剂不慎接触眼睛，应立即用大量清水冲洗，严重者应及时就医。

四、二氧化氯消毒剂

1. **常用品种**　二氧化氯消毒剂。

2. **作用原理**　二氧化氯分子的电子结构呈不饱和状态，具有强烈的氧化作用。可以攻击细菌、病毒、真菌等单细胞低级生物膜表面的酶系，导致其失活。其氧化分解能力可导致氨基酸链断裂，蛋白质失去功能，从而使微生物死亡。

3. **应用范围**　用于诊疗器械、用品的消毒、医院环境、卫生洁具、传染病或血液、体液污染物品等。

4. **使用方法**（表2-6）

表2-6　二氧化氯常见的使用方法

适用范围	使用方法	使用浓度	作用时间
医疗用品	对玻璃、塑料、陶瓷类器皿和用品，采用浸泡消毒	高水平消毒 1 000mg/L	30min
		中水平消毒 500mg/L	30min
		低水平消毒 250mg/L	30min
一般物体表面	喷洒和擦拭	500mg/L	30min
被传染病病毒或血液、体液、分泌物等污染物品	浸泡消毒	1 000mg/L	30min
卫生洁具	浸泡	100～250mg/L	30min
医院污水	投加并混合均匀	50mg/L	2h

5. **注意事项**

（1）外用消毒剂不得口服，应置于儿童不易触及处。

（2）不宜与其他消毒剂、碱或有机物混用。

（3）有漂白作用。

（4）对金属有腐蚀性。

（5）使用时应戴手套，避免高浓度消毒剂接触皮肤和呼吸道，如消毒剂不慎接触眼睛，应立即用大量清水冲洗，严重者应及时就医。

（6）注意运输过程中的安全问题。

五、醇类消毒剂

1. **常用种类**　有乙醇、异丙醇、正丙醇或两种成分混合的复方制剂，最常用的是 70%～80% 乙醇（体积比）。

2. **作用原理**　破坏蛋白质的肽键，使之变性，侵入菌体细胞，解脱蛋白质表面的水膜，使之失去活性，导致微生物新陈代谢障碍；溶菌作用。

3. **应用范围**　主要用于手和皮肤消毒，也可用于体温计、血压计、砭石等医疗器具，精密仪器的表面消毒。不宜用于空气消毒。

4. **使用方法**（表 2-7）

表 2-7　醇类消毒剂常用的使用方法

适用范围	使用方法	作用时间
卫生手消毒	消毒剂均匀喷于手部或涂擦于手部 1～2 遍	1min
外科手消毒	消毒剂均匀喷于手部或涂擦于手部 2 遍	3～5min
皮肤消毒	消毒剂均匀喷于皮肤表面，或涂擦于皮肤表面 2 遍	3min
器械消毒	完全浸泡于消毒剂中	≥ 30min
物体表面擦拭消毒	消毒剂均匀喷于物体表面，使其保持湿润或擦拭物体表面 2 遍	3min

5. **注意事项**

（1）外用消毒液，不得口服，置于儿童不易触及处。

（2）易燃，远离火源。

（3）避光，置于阴凉、干燥、通风处密封保存。

（4）不宜用于脂溶性物体表面消毒。

（5）对黏膜有刺激性，一般不用于黏膜消毒。

（6）对消毒物品一般无损害，但长时间接触橡胶制品和塑料容易使其变硬。

（7）易挥发，使用时注意用量，以保证作用时间。

六、含碘类消毒剂

1. **常用种类**　碘伏、碘酊、复方聚维酮碘消毒液。

2. **作用原理**　能很快穿过细胞壁，氧化破坏病原体原浆蛋白的活性基因，并与蛋白质的氨基结合而使其变性沉淀。

3. **应用范围**

（1）碘伏：适用于皮肤黏膜消毒，包括手术或治疗前，注射穿刺部位皮肤、黏膜及手术切口，烧伤创面，压疮等的消毒，还可以用于温度计、内窥镜等物体表面的消毒。

（2）碘酊：适用于手术部位、注射和穿刺部位皮肤以及新生儿脐带部位皮肤消毒。不适用于黏膜和敏感部位皮肤消毒。

（3）复方聚维酮碘消毒液：适用于外科手及前臂消毒，手术切口部位、注射及穿刺部位皮肤以及新生儿脐带部位皮肤消毒，黏膜冲洗消毒，手卫生消毒。

4. **使用方法**（表2-8）

表2-8　含碘类消毒剂常用的使用方法

种类	适用范围	使用方法	使用浓度（含有效碘浓度）	作用时间
碘伏	外科手消毒	在外科洗手的基础上，用无菌纱布或无菌刷蘸取适用浓度的碘伏均匀擦拭从手指尖擦至前臂部位和上臂下1/3部位皮肤，然后擦干即可	2~10g/L	3~5min
	注射和穿刺部位皮肤、手术切口部位皮肤以及新生儿脐带消毒	用无菌棉拭蘸取使用浓度碘伏在消毒部位擦拭2~3遍	2~10g/L	2min

续表

种类	适用范围	使用方法	使用浓度（含有效碘浓度）	作用时间
碘伏	黏膜冲洗消毒	直接对消毒部位冲洗或擦洗	500mg/L	2min
	体温计	完全浸泡在消毒剂中	500～1 000mg/L	10～30min
	物体表面、台面、地面	擦拭消毒	2 000～5 000mg/L	5min
碘酊	手术区域、穿刺部位	消毒剂涂擦术区皮肤2遍，待干后，使用75%乙醇擦拭2～3遍脱碘	2%	1～3min
	细菌性、真菌性皮肤病	点涂患处	2%	每日4～5次
复方聚维酮碘溶液	手术、注射部位、外科手、手术部位皮肤、外伤创口、会阴黏膜	原液涂擦2遍	0.45%～0.57%	3min
	烧伤创面	原液稀释后，涂擦或冲洗	0.05%	3min
	阴道黏膜	原液稀释后冲洗	0.025%	3min

5. 注意事项

（1）外用消毒液，禁止口服。

（2）置于儿童不易触及处。

（3）对碘过敏者禁用。

（4）密封，避光，置于阴凉、通风处保存。

（5）不能大面积使用，防止碘大量吸收而出现中毒。

（6）碘酊刺激性大，一般不适用于发生溃烂的皮肤及黏膜消毒。

（7）碘伏对银、铜、铝、碳钢等二价金属有腐蚀性，消毒此类物品时应注意时间，消毒后应及时用水冲洗擦干。

（8）不得与碱、生物碱、水合氯醛、苯酚、硫代硫酸钠、淀粉、鞣酸同用或接触。

（9）存放时间不宜过长，以防止降低消毒效果。

七、双胍类消毒剂

1. **常用种类** 氯己定（洗必泰）水溶液、聚六亚甲基胍。

2. **作用原理**

（1）氯己定：迅速吸附于细菌表面，破坏其细胞膜，使胞浆组分渗漏。抑制细菌脱氢酶的活性。高浓度时可凝聚胞浆组分，使细胞浆浓缩变性，导致细胞死亡。

（2）聚六亚甲基胍：分子的胍基聚合构成正电性，易被带负电的细菌或病毒吸附，从而紧紧缠绕微生物体，抑制细菌或病毒的分裂功能，使其丧失繁殖能力，加之聚合物形成的薄膜可阻塞细菌或病毒的呼吸道使其迅速窒息死亡。

3. **应用范围** 适用于外科手消毒、卫生手消毒、皮肤黏膜消毒及物体表面的消毒。不适用于结核杆菌、细菌芽孢污染物品的消毒。

4. **使用方法**（表2-9）

表2-9 双胍类消毒剂常用的使用方法

种类	适用范围	使用方法	使用浓度	作用时间
氯己定	手消毒	擦拭或浸泡消毒	0.3%～0.5%	3min
	注射和皮肤消毒	涂擦或喷洒	0.3%～0.5%	1～3min
	黏膜消毒	冲洗或擦拭	≥0.2%	3～5min
	物体表面消毒	擦拭或浸泡消毒	0.3%～0.5%	≤10min
聚六亚甲基胍	外科手消毒	消毒液揉搓双手	0.3%～0.5%	3min
	卫生手消毒	消毒液揉搓双手	0.3%～0.5%	1min
	空气消毒	喷雾消毒	0.5%，20～30ml/m³	60min
	皮肤及创面消毒	擦拭、喷洒或冲洗消毒	0.1%～0.2%	—
	外阴消毒	冲洗或擦拭阴道、外阴	0.05%～0.2%	—

5. **注意事项**

（1）外用消毒剂不得口服。

（2）使用胍类消毒剂切忌与肥皂、阴离子等配伍。

（3）消毒皮肤前，必须先清洁皮肤，带污垢的物体表面消毒前也应先清洁。

（4）避光、密闭，在阴凉处保存。

（5）黏膜消毒仅限于医疗机构的诊疗过程使用。

（6）用于物品表面、食品加工设备与器皿的消毒，在使用浓度下对不锈钢基本无腐蚀，对其他金属基本无腐蚀或轻度腐蚀。

八、季铵盐类消毒剂

1. **常用品种**　苯扎溴铵、双链季铵盐消毒剂。

2. **作用原理**

（1）苯扎溴铵：改变细胞渗透性，溶解损伤细胞使菌体破裂，胞内容物外流；并可使蛋白质变性，阻碍细菌代谢，使细胞膜结构紊乱；也可破坏细菌酶系统；还可利用其表面活性，浓集于菌体表面影响细菌的代谢。

（2）双链季铵盐：溶于水后产生一个亲水基和两个亲油基，亲水基团带正电荷，易与氯离子（CL$^-$）、溴离子（Br$^-$）等阴离子结合，起到杀菌作用。主要通过吸附细菌表面破坏细胞表面的通透性屏障，导致膜的渗透性改变及细胞成分的外流，使菌体破裂；同时抑制或迫害细胞体内某些酶的活性。使其生物氧化、呼吸代谢与产生能量等过程受阻，而致微生物死亡。

3. **应用范围**　适用于皮肤（包括小伤口）与黏膜的消毒；与醇复配的消毒剂可用于皮肤、黏膜的术前消毒、伤口冲洗消毒和物体表面消毒。

4. **使用方法（表2-10）**

表2-10　季铵盐类消毒剂常用的使用方法

种类	适用范围	使用方法	使用浓度	作用时间
苯扎溴铵	皮肤消毒	擦拭消毒	1 000～2 000mg/L	3～5min
	卫生手消毒	浸泡或揉擦法	1 000～2 000mg/L	1min
	黏膜消毒	擦拭或擦洗至少2遍	1 000～2 000mg/L	3～5min
	伤口冲洗消毒	直接冲洗污染伤口或棉签沾湿消毒液擦洗伤口直到把污染物或脓性分泌物擦洗干净	1 000～2 000mg/L	3～5min

种类	适用范围	使用方法	使用浓度	作用时间
苯扎溴铵	物体表面消毒	擦拭或冲洗消毒（不作为严重污染表面的消毒，仅适用于怕腐蚀物体表面受到非芽孢细菌污染的情况）	1 000～2 000mg/L	15～30min
双链季铵盐	手消毒	揉搓或浸泡	500mg/L	1～5min
	黏膜消毒	擦拭或冲洗	100～500mg/L	1～3min
	空气消毒	喷洒	625mg/L	30min
	物体表面	浸泡、喷雾、擦拭	625mg/L	10～30min
	电器或卫生洁具	擦洗消毒	500mg/L	15～30min

5. 注意事项

（1）外用消毒剂不得口服，置于儿童不易触及处。

（2）避免接触有机物和拮抗物：不能与肥皂或其他阴离子洗涤剂同用，也不能与碘或过氧化物（如高锰酸钾、过氧化氢、磺胺粉等）同用。

（3）苯扎溴铵在使用浓度下有一定腐蚀性，特别是对铝制品腐蚀明显，不适用于器械消毒。

（4）低温时可能出现浑浊或沉淀，可置于温水中加温。

（5）一旦发生应用消毒液引起的眼睛不适或刺激，立即用大量水冲洗双眼。

（6）高浓度原液可造成严重的角膜以及皮肤、黏膜灼伤，操作时须穿戴防护服、眼罩、面罩与橡胶手套。一旦接触，应立即用大量水轻轻冲洗15～20min，检查有无灼伤以确定是否需要就医。

九、其他消毒剂

（一）甲紫溶液（紫药水）

1. **作用原理** 能与微生物酶系统发生氢离子的竞争性对抗，使酶成为无活性的氧化状态，而发挥杀菌作用。

2. **使用方法**

（1）黏膜：1% 水溶液涂擦。

（2）烧伤、烫伤创面：0.1%～1% 水溶液涂擦。

3. **注意事项**

（1）面部有溃疡性损害时应慎用，以免造成色素沉着。

（2）涂药后不宜加封包。

（3）大面积破损皮肤不宜使用。

（4）不宜长期使用。

（二）汞溴红（红药水）

1. **作用原理**　汞离子解离后与蛋白质结合起杀菌作用。

2. **使用方法**　2% 水溶液涂抹于皮肤伤口。

3. **注意事项**

（1）不可与碘酊同时涂用。

（2）不可入口。

（3）不可长期大面积使用，以防止汞吸收中毒。

（4）长期连续使用可能影响肾功能。

第四节　常用中医诊疗环境表面消毒

一、低度危险性中医诊疗物品分类

常用中医诊疗环境包含的物品均为低度危险性中医诊疗物品，分为以下几类：

1. **仪器表面**　包括熏浴容器、沐足桶以及艾灸类的艾箱等。

2. **环境表面**　包括诊室的桌面、凳子、墙面，地面等。

3. **床单位**　包括诊床的围栏、床面以及床头柜等。

4. **织物**　包括被褥、一次性垫巾、病人服等。

二、仪器表面的清洁、消毒

1. **熏蒸容器**　使用后将一次性塑料袋连同药浴液一并去除，避免药浴液遗撒容器内；清水冲刷容器，去除残留的液体污渍；普通患者使用后用500mg/L的含氯消毒液浸泡消毒，浸泡时间＞30min，清洗干净，干燥备用。隔离患者使用后用1 000~2 000mg/L的含氯消毒液浸泡消毒，浸泡时间＞30min，清洗干净，干燥备用。

2. **敷熨类中药**　布袋用完先清洗，后用500mg/L含氯消毒液浸泡消毒，浸泡时间＞30min，隔离患者用1 000~2 000mg/L含氯消毒液浸泡消毒，浸泡时间＞30min，先清洗，再浸泡消毒清水冲洗，晒干备用。

3. **艾灸箱**　每次使用后用清水擦拭，保持清洁。每日诊疗结束后，使用500mg/L含氯消毒剂或等效消毒湿巾擦拭消毒，作用时间＞30min，再清水冲洗，晾干备用。隔离患者专人专物专用，终末使用后用1 000~2 000mg/L的含氯消毒剂擦拭消毒，作用时间＞30min，再清水冲洗，晾干备用。

三、环境表面的清洁、消毒原则与日常清洁、消毒

1. **清洁、消毒原则**

（1）应遵循先清洁、再消毒的原则，采取湿式卫生的清洁方式。

（2）根据风险等级和清洁等级要求制定标准化操作规程，内容应包括清洁、消毒的工作流程、作业时间和频率、使用的清洁剂与消毒剂名称、配制浓度、作用时间以及更换频率等。

（3）应根据环境表面和污染程度选择适宜的清洁剂。

（4）有明确病原体污染的环境表面，应根据病原体抗力选择有效的消毒剂，消毒剂的选择参考第二章第三节常用中医诊疗技术涉及化学消毒剂的选择执行。消毒产品的使用按照其使用说明书执行。

（5）无明显污染时可采用消毒湿巾进行清洁、消毒。

（6）清洁诊疗区域时，应有序进行，由上而下、由里到外、由轻度污染到重度污染；有多名患者共同使用或居住的区域，应遵循清洁单元化操作。

（7）实施清洁、消毒时，工作人员应按照不同区域的清洁要求，做好个人防护，工作结束时应做好手卫生及个人卫生处理。

（8）对高频接触、易污染、难清洁与消毒的表面，可采取屏障保护措

施。用于屏障保护的覆盖物（如塑料薄膜、铝箔等）实行一用一更换或定时更换。

（9）清洁工具应分区使用，实行颜色标记。

（10）宜使用微细纤维材料的擦拭布巾和地巾。

（11）在诊疗过程中发生患者体液、血液等污染时，应随时进行污点清洁、消毒。

（12）诊疗环境表面不宜采用高水平消毒剂进行日常消毒。

（13）使用后的擦拭布巾或地巾应弃用或清洗干净后晾干，不可重复浸泡至清洁用水、使用中清洁剂和消毒剂内。

2. 日常清洁、消毒

（1）应按照开展中医特色疗法可能产生的感染风险划分等级，分为低度风险区域（如办公室）、中度风险区域（如普通诊室）和高度风险区域（如感染性诊室）。不同区域实施不同等级的环境清洁、消毒管理（表 2-11）。

表 2-11　不同风险等级区域的环境清洁、消毒管理标准

风险等级	环境清洁等级分类	方式	频率/（次/d）	标准
低度风险区域	清洁级	湿式卫生	1~2	环境干净无污垢、无碎屑、无异味等
中度风险区域	卫生级	湿式卫生，可采用清洁剂辅助清洁	2	环境表面菌落总数≤10CFU/cm², 或自然菌减少 1 个对数值以上
高度风险区域	消毒级	湿式卫生，可采用清洁剂辅助清洁	≥2	环境表面菌落总数≤10CFU/cm²
		高频接触的环境表面，实施中、低水平消毒	≥2	

（2）应遵循清洁、消毒原则。

（3）被患者血液、体液、分泌物、排泄物等污染的表面，应先用可吸附材料将其清除，在根据污染病原体的特点选择适宜的消毒剂进行消毒。

（4）在实施清洁、消毒时，应设有醒目的警示标示。

（5）常用环境表面消毒方法（表 2-12）

表2-12 常用环境表面消毒方法

消毒剂	使用浓度 （有效成分）	作用时间	使用方法	适用范围	注意事项
含氯消毒剂	500mg/L	＞10min	擦拭、拖地	细菌繁殖体、结核杆菌、真菌、亲脂类病毒	①对人体有刺激作用；②对金属有腐蚀作用；③对织物、皮草有漂白作用；④有机物污染对其杀菌效果影响很大
	1 000～2 000mg/L	＞30min	擦拭、拖地	所有细菌（含芽孢）、真菌、病毒	
二氧化氯	100～250mg/L	30min	擦拭、拖地	细菌繁殖体、结核杆菌、真菌、亲脂类病毒	①对金属有腐蚀作用；②有机物污染对其杀菌效果影响很大
	500～1 000mg/L	30min	擦拭、拖地	所有细菌（含芽孢）、真菌、病毒	
过氧乙酸	1 000～2 000mg/L	30min	擦拭	所有细菌（含芽孢）、真菌、病毒	①对人体有刺激作用；②对金属有腐蚀作用；③对织物、皮草类有漂白作用
过氧化氢	3%	30min	擦拭	所有细菌（含芽孢）、真菌、病毒	
碘伏	0.2%～0.5%	5min	擦拭	除芽孢外的细菌、真菌、病毒	①主要用于采样瓶和部分医疗器械表面消毒；②对二价金属制品有腐蚀性；③不能用于硅胶类物品的消毒
乙醇	70%～80%	3min	擦拭	细菌繁殖体、结合杆菌、真菌、亲脂类病毒	易挥发、易燃，不宜大面积使用
季铵盐类	1 000～2 000mg/L	15～30min	擦拭、拖地	细菌繁殖体、真菌、亲脂类病毒	不宜与阴离子表面活性剂如皂液、洗衣粉等合用

四、污染表面的清洁、消毒

1. 当出现医院感染暴发时，如不动杆菌属、艰难梭菌、诺如病毒等暴发时或在环境表面检测出多重耐药菌，如耐甲氧西林金黄色葡萄球菌（MRSA）、耐碳青霉烯类大肠杆菌（CRE）等多重耐药菌时应强化清洁和消毒。

2. 强化清洁、消毒时，应增加清洁、消毒频率，并根据病原体类型选择消毒剂。

3. 被患者血液、体液、分泌物、排泄物等污染的表面，应先用可吸附材料将其清除，在根据污染病原体的特点选择适宜的消毒剂进行消毒。

4. 对朊病毒、气性坏疽、不明原因病原体的患者污染的环境清洁、消毒，应采取如下措施：

（1）被朊病毒污染的环境表面应先用清洁剂清洗，采用10 000mg/L的含氯消毒剂消毒，作用时间≥15min。诊疗时，建议使用一次性塑料薄膜覆盖操作台面，操作完成后按特殊医疗废物焚烧。

（2）被气性坏疽病原体污染的环境表面，采用0.5%过氧乙酸或1 000mg/L含氯消毒剂擦拭。

（3）被特殊病原体污染的环境表面，按照病原体所属微生物类别中抗力最强的微生物选用消毒剂，剂量按照可杀芽孢的剂量确定。

五、床单位的清洁、消毒

（一）床单位的日常清洁消毒

1. 清洁床单位时应有序进行，由上而下、由里到外、由轻度污染到重度污染；有多名患者共同使用或居住的区域，应遵循清洁单元化操作。

2. 普通患者的床单位可每日使用500mg/L含氯消毒剂或等效消毒湿巾擦拭消毒，作用时间＞30min；隔离患者的床单位采用1 000～2 000mg/L含氯消毒液进行消毒，如被患者血液、体液、呕吐物和排泄物污染的床单元，小量污染时可直接使用含消毒剂的抹布擦拭，污染量大时，应先用可吸附材料将其清除，再用2 000～5 000mg/L含氯消毒剂擦拭，消毒剂作用＞30min后，清水擦拭，晾干备用。

3．抹布一床一巾。

4．床单、被套、枕套等直接接触患者的床上用品，应一人一更换；患者住院时间超过一周，应每周更换；遇污染时应及时更换。更换后的用品应及时清洗与消毒。

（二）床单位的终末清洁消毒

床单位终末消毒：是对出院、转科或死亡患者及用物、所住病室和医疗器械进行终末消毒处理。

1．患者出院、转科或死亡后都应该对床单位进行终末消毒。

2．及时拆除布类，放入防渗漏的污物袋。特殊感染的患者放入双层黄色标志的防渗漏的污物袋中，有条件的医院可使用专用水溶性包装袋，封口后送洗衣中心消毒清洗。

3．枕芯、床垫、棉被等应阳光暴晒 4～6h 或采用臭氧消毒机进行消毒。有血液、体液污染应送洗涤中心清洗，污染严重无法清洗的应废弃，并按照医疗废物进行无害化处理。

4．病室通风换气，保存空气新鲜。采用紫外线照射 1h。

5．终末消毒应在患者出院后 24h 内完成。

六、织物的清洁、消毒

（一）织物清洁、消毒原则

1．床单（罩）、被套、枕套等直接接触患者的用品应每人次更换，亦可选择使用一次性床单。被血液、体液、分泌物、排泄物等污染时立即更换。

2．被芯、枕芯、褥子、床垫等间接接触患者的床上用品，应定期清洗与消毒；被污染时应及时更换、清洗与消毒。

（二）工作流程（图 2-1）

1．分类收集

（1）对脏污织物和感染性织物进行分类收集。收集时应减少抖动。

（2）如确认为感染性的织物应在患者床边密闭收集。

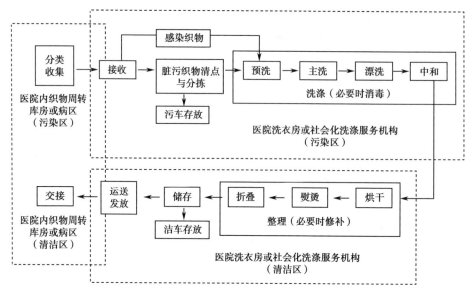

图 2-1　织物的清洁、消毒工作流程

（3）收集容器可采用可重复使用的专用布袋或包装箱（桶）收集，也可用一次性专用塑料包装袋盛装，容器外应有醒目标识，注明内容物的物品名。

（4）感染性织物收集容器宜为橘红色，并标明"感染性织物"。有条件的医院可使用专用水溶性包装袋，装载量不应超过包装袋的三分之二，保持密封状态。

（5）盛装使用后医用织物的包装袋应扎带封口，包装箱（桶）应加盖密闭。

（6）盛装容器应一用一清洗消毒；转库房或暂存场所内使用的专用存放容器每周清洗一次，如遇污染应随时进行消毒处理。使用后的一次性专用塑料包装袋应按医疗废物处理。

（7）分类收集过程中应注意是否混有锐器（如针灸针、针头、玻璃碎片等），并及时拣出。

2. 运送

（1）清洁与污染织物不应混装，使用不同运输工具，不应交叉使用。

（2）专用运输工具应为密闭式，易清洗。专用运输工具应根据污染情况定期清洗消毒；运输工具运送感染性织物后应一用一清洗消毒。

3. 储存

（1）使用后医用织物和清洁织物应分别存放于使用后医用织物接收区（间）和清洁织物储存发放区（间）的专用盛装容器（柜架）内，并有明显标识；清洁织物存放架（柜）应距地面高度≥20cm，离墙≥5cm，距天花板≥50cm。

（2）使用后医用织物的暂存时间不应超过48h。清洁织物存放时间过久，如发现有污渍、异味等问题应重新洗涤。

（3）使用后医用织物每次移交后，应对其接收区（间）环境表面、地面进行清洁，并根据工作需要进行物表、空气消毒。

（4）清洁织物储存发放区（间）环境受到污染时应进行清洁、消毒。

4. 洗涤、消毒

（1）预洗

1）用温度不超过40℃的水进行预洗；并根据冲洗污垢需要加入适量的洗涤剂。

2）脏污织物的预洗：应采用低温、高水位方式，一般洗涤时间为3～5min。

3）感染性织物的预洗与消毒：①对不耐热感染性织物宜选择在预洗环节同时做消毒处理；②对被朊病毒、气性坏疽、突发不明原因传染病的病原体污染或其他有明确规定的传染病病原体污染的感染性织物，若需要重复使用应遵循先消毒后洗涤的原则；③应根据感染性织物使用对象和污渍性质、程度不同，在密闭状态下选择适宜的消毒（灭菌）方法进行处理：a）对于被细菌繁殖体污染的感染性织物，可使用250～500mg/L的含氯消毒剂或100～250mg/L的二氧化氯消毒剂或相当剂量的其他消毒剂，洗涤消毒应不少于10min；也可选用煮沸消毒（100℃，时间≥5min）和蒸汽消毒（100℃，时间15～30min）等湿热消毒方法；b）对已明确被气性坏疽、经血传播病原体、突发不明原因传染病的病原体或分枝杆菌、细菌、芽孢引起的传染病污染的感染性织物，可使用1 000～2 000mg/L的含氯消毒剂或500～1 000mg/L的二氧化氯消毒剂或相当剂量的其他消毒剂，洗涤消毒应不少于30min；c）对已明确被朊病毒病原体污染的感染性织物，应按第二章第二节可复用中医诊疗器具清洁消毒与灭菌中"特殊病原体污染物的清洁、消毒程序"规定一般物体表面的消毒方法进行处理；d）需要灭菌处理的，首选压力蒸汽灭菌；④对采用机械洗涤的感染性布巾、地巾（包括可拆卸式地拖地巾或拖把头），宜选择先洗涤后消毒的方式。消毒方法可使用500mg/L的含氯消毒剂或250mg/L的二氧化氯消毒剂或相当剂量的其他消毒剂浸泡。

（2）主洗：主洗可分为热洗涤和冷洗涤两种洗涤方法。根据被洗涤医用织物的污染情况可加入碱、清洁剂或乳化剂、消毒洗涤原料。洗涤、消毒方法和程序应按照下列要求选择进行：

1）热洗涤方法：应采用高温（70～90℃）、低水位方式。对耐热的医用织物首选热洗涤方法，消毒温度75℃，时间 ≥ 30min；或消毒温度80℃，时间 ≥ 10min；或 A_0 值 ≥ 600；洗涤时间在确保消毒时间基础上，根据医用织物脏污程度的需要而延长。

2）冷洗涤方法：应采用中温（40～60℃）、低水位方式。对不耐热的医用织物如受热易变形的特殊织物（化纤、羊毛类织物），应选用水温 ≤ 60℃的冷洗涤方法处理。若在该环节选择对感染性织物实施消毒（灭菌）处理的，具体方法参照上述"感染性织物的预洗与消毒"方法执行。

（3）去污渍

1）局部的污渍处理应遵循"先干后湿，先碱后酸"的原则。

2）不能确定污渍种类时，其局部的污渍处理可采用以下程序：①使用有机溶剂，如丙酮或乙醇；②使用洗涤剂；③使用酸性溶液，如氟化氢钠、氟化氢铵；若为小块斑渍，可使用氢氯酸溶液；④使用还原剂或脱色剂的温溶液（< 40℃），如连二亚硫酸钠或亚硫酸氢钠；⑤使用氧化剂，如次氯酸钠（液体漂白剂）或过氧化氢。

该洗涤程序应按顺序进行，每一步程序之间均应将被洗涤的织物充分过水。

（4）漂洗：通过用水稀释的方法进行，为主洗去污的补充步骤。漂洗方法：采用低水位方式65～70℃，每次漂洗时间 ≥ 3min，每次漂洗间隔应进行一次脱水，漂洗次数应 ≥ 3次。

（5）中和：对最后一次漂洗时的水应进行中和；此过程应投放适量的中

和剂。中和方法：应采用中、低水位方式，一般温度为 45～55℃，时间为 5min；每次中和剂（包括中和酸剂、柔软剂等）的投放量应根据洗涤织物在脱水出机后用 pH 试剂测试水中的结果而定，pH 值偏高要加量，偏低则减量。pH 值应为 5.8～6.5，以保证洗消毒后织物符合规定。

5. 烘干与整理

（1）医用织物洗涤后按织物种类进行熨烫或烘干，烘干温度 ≥ 60℃。

（2）洗涤后医用织物整理主要包括熨烫、修补、折叠过程，其过程应严防洗涤后医用织物二次污染。为避免织物损伤和过度缩水，熨烫时的平烫机底面温度应 ≤ 180℃。

（3）烘干及其整理过程中应进行质量控制，如有污渍应重新洗涤。

（三）洗涤设备及环境的消毒与杀虫

1. 洗涤设备的消毒

（1）感染性织物每次投放洗涤设备后，应立即选用有效消毒剂对其设备舱门及附近区域进行擦拭消毒；使用水溶性包装袋时可不做消毒处理。

（2）感染性织物若选择冷洗涤方式洗涤，工作完毕后，应对其设备采取高温热洗涤方法进行消毒处理，将水温提高到 75℃、时间 ≥ 30min 或 80℃、时间 ≥ 10min 或 A_0 值 ≥ 600。

2. 环境的消毒与杀虫

（1）每天工作结束后应对污染区的地面与台面采用有效消毒剂进行拖洗擦拭，清洁区的地面、台面、墙面应每天保洁。

（2）污染区室内机械通风的换气次数宜达到 10 次 /h，新风量宜不小于 2 次 /h；必要时进行空气消毒，空气消毒方法见第二章第五节中医诊疗环境的空气通风与消毒。

（3）工作区域的物体表面和地面有明显血液、体液或分泌物等污染时，应及时用吸湿材料去除可见的污染物，再清洁和消毒。

（4）当工作环境受到明确传染病病原体污染时，应选用有效消毒剂对环境空气和物体表面进行终末消毒。

（5）每半年对工作人员手、物体表面进行 1 次卫生学抽检，符合 GB 15982—2012《医院消毒卫生标准》Ⅲ类环境规定。

（6）发现有疥疮患者使用过医用织物或医用织物上有螨、虱、蚤等体外寄生虫时，除对其医用织物采用煮沸或蒸汽（100℃、时间 ≥ 15min）等方法杀灭外，还应对污染环境及时选用拟除虫菊酯、氨基甲酸酯或有机磷类杀虫剂，采取喷雾方法进行杀虫，具体方法应遵循产品的使用说明。

第五节　中医诊疗环境的空气通风与消毒

一、通风

1. 自然通风

（1）适用于污染源分散及室内空气污染不严重的场所，如行针刺类、微创类、刮痧类、拔罐类、灌肠类、敷熨熏浴类中的贴敷、冷敷、热敷等中医特色疗法的诊室。

（2）自然通风是应门窗同时打开，形成对流，确保自然通风效果。

（3）通风应至少每日上午和下午各一次，每次＞30min。

2. 机械通风

（1）机械送风＋自然排风：适用于污染源分散及室内空气污染不严重的场所，如行针刺类、微创类、刮痧类、拔罐类、灌肠类、敷熨熏浴类中的贴敷、冷敷、热敷等中医特色疗法的诊室。机械送风口宜远离门窗。

（2）自然送风＋机械排风：适用于室内空气污染较重的场所，如灸疗类、熏蒸、药浴等，室内排风口宜远离门，宜安置于门对侧墙面上。

（3）机械送风＋机械排风：适用于卫生条件要求较高的场所，如微创类或针刺类中医特色疗法的诊室，或接诊经呼吸道传播疾病患者的诊室。根据通风的需要设定换气次数（通风应至少每日上午和下午各一次，每次＞30min。）或保持室内的正压或负压。

3. 注意事项

（1）根据诊室的功能要求、相邻房间的卫生条件和室内外的环境因素，选择适宜的通风方式及室内的正负压。

（2）应定期对机械通风设备进行清洁，每季度一次，遇污染及时清洁和消毒。

二、集中空调通风系统

1. 日常卫生要求

（1）应确保中医诊室内空调新风为室外新鲜空气，新风口应远离建筑物排风口和开放式冷却水塔，严禁间接从空调通风的机房、建筑物楼道及天棚吊顶内吸取新风。

（2）新风口和回风口应安装防鼠、防虫设施，应每周擦洗，保持清洁、无尘、无霉斑。

（3）空调机房内应保持干燥清洁、严禁堆放无关物品。

2. 当空气 / 飞沫传播疾病流行期间卫生要求

（1）应根据感染防控的需要，关闭回风，避免各诊室、房间、治疗室的空气在空调系统内相互混合后送入室内的情况。

（2）在空调运行时，同时室内应合理配合自然通风。

（3）空调过滤网每周清洗或更换一次，更换时应先消毒后更换。

3. 专业维护　一般由医疗机构的后勤总务部门进行。

三、空气洁净技术

中医微创类治疗室应参照门诊手术室进行管理，有条件医院在装修改建过程中将涉及空气洁净技术。

1. 目的　室内空气净化、舒适为主要目的。

2. 日常管理

（1）控制入室人员的数量，入室人员应做手卫生、戴口罩和帽子、穿洁净服。

（2）进入物品均应在洁净室外做相应处理，如拆去外包装、清洁物品表面等。

（3）室内只允许放置必需的物品；物品摆放要避开回风口，尽量做到送风口与回风口的直线中无任何阻挡。

（4）做好日常保洁。

（5）定期维护及保养且做好相关记录。

　　1）保持回风口滤网通畅无尘，无物品设备阻挡。风口过滤网，宜每
　　　　周清洁一次，每年更换一次。如遇特殊污染，及时更换，并用消

毒剂擦拭回风口内表面。

2）新风机组粗效滤网宜每2日清洁一次；粗效过滤器宜1~2个月更换一次；中效过滤器宜每周检查，3个月更换一次；亚高效过滤器宜每年更换。发现污染和堵塞及时更换。

3）末端高效过滤器宜每年检查一次，当阻力超过设计处阻力160Pa或已经使用3年以上时宜更换。

4）设专人维护管理，制定运行手册，有检查和记录。

四、空气消毒

1. 普通紫外线消毒

（1）适用范围：适用于无人状态下的室内空气消毒。

（2）消毒方法：紫外线采取悬吊式或移动式直接照射。安装时紫外线灯（30W紫外线灯，在1.0m处的强度＞70μW/cm²）应≥1.5W/m³，照射时间≥30min。

（3）注意事项：

1）应保持紫外线灯表面清洁，每周用95%（体积比）乙醇棉球擦拭一次。发现灯管表面有灰尘、油污时，应及时擦拭。

2）紫外线灯消毒室内空气时，房间内应保持清洁干燥，减少尘埃和水雾。温度＜20℃或＞40℃时，或相对湿度＞60%时，应适当延长照射时间。

3）室内有人时不应使用紫外线灯照射消毒。

2. 循环风紫外线空气消毒

（1）适用范围：适用于有人状态下的室内空气消毒。

（2）消毒原理：消毒器由高强度紫外线灯和过滤系统组成，可以有效杀灭进入消毒器窄气中的微生物，并有效地滤除空气中的尘埃粒子。

（3）使用方法：应遵循卫健委消毒产品卫生许可批件批准的产品使用说明，在规定的空间内正确安装使用。

（4）注意事项

1）消毒时应关闭门窗。

2）进风口、出风口不应有物品覆盖或遮挡。

3）用湿布清洁机器时，须先切断电源。

4）消毒器的检修与维护应遵循产品的使用说明。

5）消毒器应取得卫生部门消毒产品卫生许可批件。

3. 静电吸附式空气消毒器

（1）适用范围：适用于有人状态下室内空气的净化。

（2）消毒原理：采用静电吸附和过滤材料，消除空气中的尘埃和微生物。

（3）使用方法：应遵循卫健委消毒产品卫生许可批件批准的产品使用说明，在规定的空间内正确安装使用。

（4）注意事项

1）消毒时应关闭门窗。

2）进风口、出风口不应有物品覆盖或遮挡。

3）消毒器的循环风量（m^3/h）应大于房间体积的 8 倍以上。

4）消毒器应取得卫生部门消毒产品卫生许可批件。

5）消毒器的检修与维护遵循产品的使用说明。

五、化学消毒法

1. 超低容量喷雾法

（1）适用范围：适用于无人状态下的室内空气消毒。

（2）消毒原理：将消毒液雾化成 20μm 以下的微小粒子在空气中均匀喷雾，使之与空气中微生物颗粒充分接触，以杀灭空气中的微生物。

（3）消毒方法：采用3% 过氧化氢、5 000mg/L 过氧乙酸、500mg/L 二氧化氯等消毒液，按照 20～30ml/m^3 的用量加入到电动超低容量喷雾器中，接通电源，即可进行喷雾消毒。消毒前关好门窗，喷雾时按先上后下、先左后右、由里向外，先表面后空间，循序渐进的顺序依次均匀喷雾。作用时间：过氧化氢、二氧化氯为 30～60min，过氧乙酸为 60min。消毒完毕，打开门窗彻底通风。

（4）注意事项

1）喷雾时消毒人员应做好个人防护，佩戴防护手套、口罩，必要时戴防毒面罩，穿防护服。

2）喷雾前应将室内易腐蚀的仪器设备，如监护仪、显示器等物品盖好。

2. 熏蒸法

（1）适用范围：无人状态下的室内空气消毒。

（2）消毒原理：利用化学消毒剂具有的挥发性，在一定空间内通过加热或其他方法使其挥发达到空气消毒。

（3）消毒方法：采用0.5%～1.0%（5 000～10 000mg/L）过氧乙酸水溶液（1g/m³）或二氧化氯（10～20mg/m³），加热蒸发或加激活剂；或采用臭氧（20mg/m³）熏蒸消毒。消毒剂用量、消毒时间、操作方法和注意事项等应遵循产品的使用说明。消毒前应关闭门窗，消毒完毕，打开门窗彻底通风。

（4）注意事项

1）消毒时房间的温度和湿度应适宜。

2）盛放消毒液的容器应耐腐蚀、大小适宜。

第三章
不同类别中医特色诊疗技术
相关医院感染防控

第一节　针刺类

一、定义

　　针刺技术，即用金属制成不同形状的针，运用不同手法在人体上刺激一定的穴位，通过经络腧穴，调整人体脏腑气血，达到治疗疾病的目的，是中医诊疗过程中最常用的技术。包括毫针技术、耳针技术、三棱针技术、芒针技术、皮内针技术、火针技术、皮肤针技术、锃针及浮针技术等（图3-1、图3-2）。

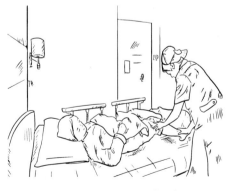

图 3-1　针刺技术（一）

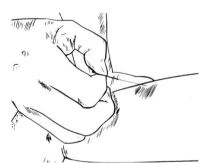

图 3-2　针刺技术（二）

二、操作前准备

（一）环境准备

1. 室间要求

（1）诊室应具备良好的通风、采光条件。应根据季节、室内外风力和气温，适时进行自然通风和／或机械通风，保证诊疗场所的空气流通和换气次数。

（2）接诊呼吸道传染病患者后应进行空气消毒，可采用下列方法之一，并符合相应的要求：包括空气消毒器、紫外线灯照射、其他合法达标的空气消毒产品。

（3）不宜常规采用化学喷雾进行空气消毒。

2. 物体表面清洁、消毒

（1）依据《医疗机构环境表面清洁与消毒管理规范》WS/T 512—2016 的要求，遵循先清洁、再消毒的原则，采取湿式卫生的方法，抹布等清洁工具使用后应及时清洁、消毒，干燥保存。或采用清洁、消毒"一步法"完成的产品，如消毒湿巾。要求达到干净、干燥、无尘、无污垢、无碎屑、无异味。

（2）诊桌、诊椅、诊床、地面等应保持清洁。如果发生血液、体液、排泄物、分泌物等污染时应先用可吸附的材料将其清除，再采用有效氯 2 000～5 000mg/L 的含氯消毒液擦拭，作用 30min。

3. 手卫生设施

（1）每间诊室应配备至少一套洗手设施及充足的手卫生用品，包括流动水、非手触式水龙头、洗手液、肥皂、免洗手消毒剂等，宜使用一次性包装的洗手液，重复灌装的洗手液容器，应每周清洁、消毒；如果使用肥皂，应保持肥皂干燥。

（2）应张贴洗手流程图及说明图，干手用品宜使用一次性干手纸巾。

（3）医务人员洗手与卫生手消毒，以及手卫生用品应符合《医务人员手卫生规范》WS/T 313—2019 的要求。

（4）治疗车配备免洗手消毒剂。

（二）器械准备

检查针具的包装，确保完整无破损，有效限期内使用。包装不应过早打开以防污染，无菌针具包装打开超过 4h 不应继续使用。

（三）个人防护

1. 医务人员必须熟练掌握中医针刺类技术诊疗操作规程，掌握中医针刺类技术相关性感染的预防要点，落实中医针刺类技术相关性感染的防控措施。有明显皮肤感染或者患感冒、流感等呼吸道疾病的医务人员，不应参与诊疗工作。

2. 针刺操作前应先遵照七步洗手法洗手，再用75%乙醇或免洗手消毒剂消毒双手。为不同患者操作时应洗手或手消毒。接触患者血液、体液、分泌物或有感染性的物质时，应戴手套；接触患者黏膜、破损皮肤时，应戴无菌手套。

（四）患者准备

1. 患者应选择舒适体位，建议体位以舒展卧位为主。操作前评估患者既往史、本次疾病发生的原因及症状、体质、用餐情况、心理状况、月经史、疼痛的耐受性、是否愿意配合等情况。特定人群应特殊处理，如空腹、熬夜及过度疲劳者，需待患者适当进食补充水分和热能，保证一定时间休息后方可进行操作，预防晕针等不良反应的出现。对严重基础性疾病、有出血倾向的疾病、极度虚弱、五官孔窍、孕妇的腹部、腰骶部禁止操作。

2. 应教育患者注意个人卫生，建议其针刺治疗前洗头、沐浴，患呼吸道感染时应佩戴医用口罩。

三、操作中

（一）操作规程（以毫针为例）

1. 遵医嘱选择穴位。

2. 消毒局部（穴位）皮肤，术者手指消毒。

3. 选择合适毫针（常用针粗细28~32号、针长0.5~5寸），检查针柄有无松动、针尖有无弯曲带钩等情况。

4. 根据针刺部位，选择进针方法，正确进针，减少损伤及出血。按腧穴深浅和患者胖瘦选择毫针，正确运用进针方法、进针角度和深度，勿将针身全部刺入，以防折针。胸胁、腰背部的腧穴，不宜直刺、深刺，以免刺伤内脏。刺激强度因人而异，急性病、体质强者宜强刺激，慢性病、体质弱者宜弱刺激。

5. 通过提插、捻转毫针以调节针感，询问患者感觉，患者局部产生酸、麻、胀、痛等感觉或向远处传导即为"得气"，"得气"后调节针感，留针10~20min。

6. 针刺过程中，应密切观察患者反应，如出现头晕、目眩、面色苍白、胸闷、欲呕等晕针现象及时报告医师并处理。

7. 针刺后交代患者不能随意活动针刺部位，以防出现弯针等意外。

（二）消毒方法

1. 皮肤消毒可选用下列方法之一：

（1）浸有碘伏消毒液原液的无菌棉球或棉签擦拭 2 遍。

（2）碘酊原液擦拭 2 遍，作用 1~3min 稍干后 75% 乙醇脱碘。

（3）用 75% 乙醇擦拭 2 遍，作用 3~5min。

（4）有效含量 ≥ 2g/L 氯己定 – 乙醇 70% 溶液擦拭 2 遍。

（5）其他合法、有效的皮肤消毒产品，遵循说明书使用。

2. 皮肤消毒范围 以针刺部位为中心，以涂擦为主，由内向外缓慢旋转，逐步涂擦，共 2 次，消毒皮肤面积应 ≥ 5cm×5cm，消毒棉球或棉签应一穴一换，不得使用同一个消毒棉球或棉签擦拭两个以上部位。

四、操作后

1. 无菌棉球起针，按压止血。
2. 检查针数，防遗漏。
3. 24h 内局部皮肤避免沾水（火针、三棱针、皮肤针等治疗后）。

五、织物的清洗与消毒

1. 床单、枕巾、椅垫（罩）等直接接触患者的用品应每人次更换，亦可选择使用一次性用品。被血液、体液、分泌物、排泄物等污染时立即更换。

2. 被芯、枕芯、褥子、床垫等间接接触患者的床上用品，应定期清洗与消毒；被污染时应及时更换、清洗与消毒。

六、一次性使用针具的处理原则

一次性针具应使用符合相关标准要求的产品，必须一人一用一废弃，遵照《医疗废物管理条例》规定，按损伤性医疗废物处理，直接放入耐刺、防渗漏的专用锐器盒中，集中处置，严禁重复使用。

七、可重复使用针具的处理流程

可重复使用的针具，遵照《医疗机构消毒技术规范》WS/T 367—2012要求，严格一人一用一灭菌，并应放在防刺的容器内密闭运输，遵照"清洗—修针—整理—灭菌—无菌保存"程序处理。

（一）清洗

1. 超声波清洗器清洗

（1）冲洗：将针具放置篮筐内，于流动水下冲洗，初步去除污染物。

（2）洗涤：清洗器内注入洗涤用水，根据污染程度使用医用清洁剂（或含酶洗液），水温应＜45℃，将针具篮筐放置清洗器内浸没在水面下。超声清洗时间宜3~5min，可根据污染情况适当延长清洗时间，不宜超过10min。

（3）漂洗：将针具篮筐整体端出用流动水冲洗，滤干水分。

（4）超声清洗操作应遵循生产厂家的使用说明或指导手册。

2. 手工清洗

（1）冲洗：将针具放置篮筐内，于流动水下冲洗，初步去除污染物。

（2）洗涤：将针具篮筐完全浸没于医用清洁剂中，水温宜为15~30℃，浸泡时间和医用清洁剂使用液浓度参考生产厂家使用说明书，浸泡后再用长把毛刷反复刷洗或擦洗针体，达到洗涤目的。

（3）漂洗：用流动水冲洗干净，滤干水分。

（二）修针

1. 用75%的乙醇棉球包裹针具沿针柄至针尖方向单向反复擦拭，去除残存的污渍，将轻微弯曲的针具捋直。

2. 严重弯曲变形、针尖有倒钩或毛刺的针具应废弃不再使用，作为损伤性医疗废物直接放入锐器盒。

（三）整理

将修针后的针具按照规格大小分类，整齐插入置于硬质容器中的纱布棉垫上、或塑封包装、或有封口的玻璃针管中，玻璃针管内置棉垫保护针尖。

（四）压力蒸汽灭菌法

将整理包装后的针具遵照 WS 310.2—2016《医院消毒供应中心 第 2 部分：清洗消毒及灭菌技术操作规范》进行压力蒸汽灭菌后无菌保存备用。

八、器械保存方法

1. 有侧孔的不锈钢盒可以作为针具容器，但应外层布巾包装并符合 WS 310.2—2016《医院消毒供应中心 第 2 部分：清洗消毒及灭菌技术操作规范》灭菌包装要求。针具盛放容器不得使用普通不锈钢或铝制饭盒替代。

2. 包装容器及内衬纱布棉垫一用一清洗，衬垫发黄变硬有色斑等及时更换不得再用。

3. 灭菌后的针具有效期　塑封包装 180 天；开包使用后 4h 内有效；开包后未用完或未开包过期者应重新灭菌后使用。

九、医疗废物的处理

1. 一次性针具必须一人一用一废弃，遵照《医疗废物管理条例》规定，按损伤性医疗废物处理，直接放入耐刺、防渗漏的专用锐器盒中，集中处置，严禁重复使用。

2. 诊疗操作中产生的沾有患者血液、体液及分泌物的棉签、纸巾等应投入医疗废物桶收集。

十、职业暴露的预防与处理

（一）医务人员应遵循标准预防的原则

诊疗中正确使用防护用品，熟知锐器伤害事件处理报告流程等。

（二）针具清洗消毒防护要点

1. 针具清洗、修针、整理过程易于发生液体喷溅、针刺伤害等，应注意防范职业暴露风险，穿戴防水围裙、护目镜、手套等防护用品。

2. 清洗过程中应持器械操作，整筐拿取，严禁徒手抓取针具。

3. 修针应先持镊物钳将针尖方向整理一致，并使针具充分散开，避免拿取时刺伤。

4. 整理针具插入衬垫时，应整齐排列，方向一致。

（三）针刺伤处理及报告

1. 在诊疗或针具清洗消毒过程中一旦发生针刺伤害，立即使用皂液和流动清水反复冲洗伤口，尽可能挤出伤口处的血液，用75%的乙醇或0.5%的碘伏对伤口进行消毒处理。

2. 按照本机构内医务人员针刺伤处理流程报告有关部门。

第二节　微创类

一、定义

中医微创技术是根据中医皮部、经筋、经络、五体及脏腑相关理论，采用特殊针具，对病变部位进行刺、切、割、剥、铲等治疗。包括针刀技术、带刃针技术、铍针技术、水针刀技术、刃针技术、钩针技术、长圆针技术、拨针技术、银质针技术及穴位埋线技术等（图3-3、图3-4）。

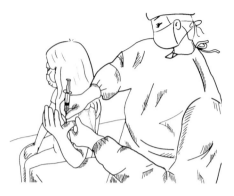

图 3-3 微创技术：小针刀（一）

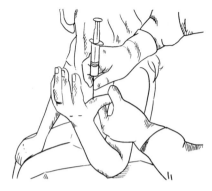

图 3-4 微创技术：小针刀（二）

二、操作前准备

（一）环境准备

1. 室间准备

（1）微创治疗应参照门诊手术管理，有条件的医疗机构应在门诊手术室进行并符合门诊手术室的管理要求。

（2）未设置门诊手术室的医疗机构应设置独立的微创治疗室，不应与换药室等其他治疗室共用，面积应与诊疗活动相适宜（≥15m²），应划分无菌准备区、治疗区，区域之间要有实际隔断，非医务人员不得进入或穿行无菌准备区。

（3）无菌准备区应配置手卫生设施及用品、更衣柜、帽子、口罩、无菌手术衣、无菌手套、外科手消毒剂等。治疗区有诊疗床、治疗车、无菌物品存放柜等。

2. 空气通风与消毒

（1）微创治疗室应具备良好的通风、采光条件。采用自然通风和 / 或机械通风保证诊疗场所的空气流通和换气次数。

（2）每日诊疗活动前后或接诊呼吸道传染病患者后应进行空气消毒，遵循《医院空气净化管理规范》WS/T 368—2012 的要求，可采用下列方法之一，并符合相应的要求：空气消毒器、紫外线灯照射或其他合法达标的空气消毒产品。

（3）不宜常规采用化学喷雾进行空气消毒。

3. 物体表面清洁、消毒

（1）依据《医疗机构环境表面清洁与消毒管理规范》WS/T 512—2016的要求，遵循先清洁、再消毒的原则，采取湿式卫生的方法，抹布等清洁工具使用后应及时清洁、消毒，干燥保存。或采用清洁、消毒"一步法"完成的产品，如消毒湿巾。环境要求达到干净、干燥、无尘、无污垢、无碎屑、无异味。

（2）微创治疗室的桌、椅、床、地面等无明显污染时采用清水清洁为主，每天≥2次。全天诊疗活动结束后，在清洁的基础上实施消毒。发生血液、体液、排泄物、分泌物等污染时应先采用可吸附的材料将其清除，再采用有效氯 2 000～5 000mg/L 的含氯消毒液擦拭，作用 30min。

4. 手卫生设施

（1）应配备洗手设施、手卫生及干手物品，包括流动水、非手触式水龙头、洗手皂液、免洗手消毒剂等，宜使用一次性包装的洗手液，重复灌装的洗手液容器，应每周清洁、消毒。

（2）应配备洗手流程图及说明图，干手用品宜使用一次性干手纸巾。

（3）医务人员洗手与手消毒，以及手卫生用品应符合《医务人员手卫生规范》WS/T 313—2019 的要求。

（二）器械准备

检查诊疗器械、微创针具、埋线器具包装等物品的包装，确保完整无破损，在有效期限内。无菌包装不应过早打开以防污染，开包超过 4h 不应继续使用。

（三）个人防护

1. 医务人员必须熟练掌握中医微创技术诊疗操作规程，掌握中医微创技术相关性感染的预防要点，落实中医微创技术相关性感染的防控措施。

（1）有明显皮肤感染或者患感冒、流感等呼吸道疾病，以及携带或感染多重耐药菌的医务人员，在未治愈前不应当参加微创治疗。

（2）微创手术参观人员应戴帽子、口罩，人数不应超过 5 人。

2. 实施手卫生，外科洗手及手消毒。

3. 医务人员应当戴帽子、外科口罩、无菌手套，穿无菌手术衣。施治部位应铺大小适宜的无菌单。

（四）患者准备

教育患者注意个人清洁卫生，建议其微创治疗前沐浴。微创施治部位存在皮肤感染及出血倾向等，不应进行微创治疗。

三、操作中

（一）操作规程（以刀针为例）

1. 体位的选择以医师操作时方便、患者被治疗时自我感觉体位舒适为原则。如在颈部治疗，多采用坐位；头部可根据病位选择仰头位或低头位。

2. 在选好体位及选好治疗点后，做局部消毒。

3. 医师戴无菌手套，最后确认进针部位，并做以标记。对于身体大关节部位或操作较复杂的部位可铺无菌洞巾，以防止操作过程中的污染。

4. 为减轻局部操作时引起的疼痛，可做局部麻醉，阻断神经痛觉传导。

5. 遵循微创诊疗操作规范，尽量减少创伤及出血。

（二）消毒方法

1. 以穿刺部位为中心，由内向外，涂擦，共 2 次，消毒范围直径应 ≥ 15cm；施治部位应铺无菌单。

2. 皮肤消毒剂可选用下列方法之一：

（1）浸有碘伏消毒液原液的无菌棉球或棉签擦拭 2 遍。

（2）碘酊原液擦拭 2 遍，作用 1～3min 稍干后 75% 乙醇脱碘。

（3）有效含量 ≥ 2g/L 氯己定－乙醇 70% 溶液擦拭 2 遍。

（4）其他合法、有效的皮肤消毒产品，遵循说明书使用。

四、操作后

微创治疗结束后清理创口的血渍，按压数分钟止血，应使用无菌敷料覆盖，并且叮嘱患者避免沾水等预防感染措施。

五、织物的清洗与消毒

1. 床单、枕巾、椅垫（罩）等直接接触患者的用品应每人次更换，亦可选择使用一次性用品。被血液、体液、分泌物、排泄物等污染时立即更换。

2. 被芯、枕芯、褥子、床垫等间接接触患者的床上用品，应定期清洗与消毒；被污染时应及时更换、清洗与消毒。

六、一次性使用微创器具的处理原则

一次性微创针具，羊肠线、生物蛋白线等应使用符合相关标准要求的产品。必须一人一用一废弃，遵照《医疗废物管理条例》规定，分类处置，一次性微创针具按损伤性医疗废物处理，直接放入锐器盒，羊肠线、生物蛋白线等按感染性废物处理，直接放入医疗废物桶集中处置，严禁重复使用。

七、可重复使用微创针具的处理流程

可重复使用的微创针具，应遵照《医疗机构消毒技术规范》WS/T 367—2012 要求，严格一人一用一灭菌，并遵循"清洗—修针—整理—灭菌—无菌保存"程序处理。

（一）清洗

1. 超声清洗（遵循厂家说明）

（1）冲洗：微创针具放置于篮筐内，流动水冲洗（初步去除污物）。

（2）洗涤：将微创针具篮筐完全浸没于医用清洁剂（或含酶洗液）中，水温应＜45℃，超声清洗时间宜3～5min，可根据污染情况适当延长清洗时间，不宜超过10min。

（3）漂洗：将微创针具篮筐整体端出，用流动水冲洗干净，滤干水分。

2. 手工清洗

（1）冲洗：微创针具放置于篮筐内，流动水冲洗（初步去除污物）。

（2）洗涤：将微创针具篮筐完全浸没于医用清洁剂（或含酶洗液）中，水温宜为15～30℃，浸泡时间、浓度参考厂家说明书，浸泡后再用长把毛刷反复刷洗或擦洗针体，达到洗涤目的。

（3）漂洗：将微创针具篮筐整体端出，用流动水冲洗干净，滤干水分。

（二）修针

擦拭去污：用75%的乙醇棉球包裹针具沿针柄至针尖方向单向反复擦拭，去除残存的污渍，将轻微弯曲的针具捋直。严重弯曲变形、针尖有倒钩或毛刺的针具，应废弃不再使用，作为损伤性医疗废物直接放入锐器盒。

（三）整理

1. **针具分类插置**　将修针后的针具按照规格大小分类，整齐插入置于硬质容器中的纱布棉垫上、或塑封包装、或有封口的玻璃针管中，玻璃针管内置棉垫保护针尖。

2. **容器要求**　容器不得使用普通不锈钢或铝制饭盒替代，有侧孔的不锈钢盒可以使用，但应用外层布巾包装，符合灭菌包装的要求。

3. **容器清洗及更换**　包装容器及内衬纱布棉垫一用一清洗，衬垫发黄、变硬、有色斑等及时更换。

（四）压力蒸汽灭菌法

将整理包装后的微创针具遵照《医院消毒供应中心　第2部分：清洗消毒及灭菌技术操作规范》WS 310.2—2016进行压力蒸汽灭菌后无菌保存备用。

八、器械保存方法

1. 有侧孔的不锈钢盒可以作为针具容器，但应外层布巾包装并符合《医院消毒供应中心　第2部分：清洗消毒及灭菌技术操作规范》WS 310.2—2016灭菌包装要求。针具盛放容器不得使用普通不锈钢或铝制饭盒替代。

2. 包装容器及内衬纱布棉垫一用一清洗，衬垫发黄变硬有色斑等及时更换不得再用。

3. 灭菌后的针具有效期　塑封包装180天；开包使用后4h内有效；开包后未用完或未开包过期者应重新灭菌后使用。

九、医疗废物的处理

1. 一次性微创针具，羊肠线、生物蛋白线等必须一人一用一废弃，遵照《医疗废物管理条例》规定，分类处置，一次性微创针具按损伤性医疗废物处理，直接放入耐刺、防渗漏的专用锐器盒中，羊肠线、生物蛋白线等按感染性医疗废物处理，直接放入医疗废物桶集中处置，严禁重复使用。

2. 诊疗操作中产生的沾有患者血液、体液及分泌物的棉签、纸巾等应投入医疗废物桶收集。

十、职业暴露的预防与处理

（一）医务人员应遵循标准预防的原则

微创诊疗中正确使用防护用品，熟知锐器伤害事件处理报告流程等。

（二）微创针具清洗消毒防护要点

1. 微创针具清洗、修针、整理过程易于发生液体喷溅、针刺伤害等，应注意防范职业暴露风险，穿戴防水围裙、护目镜、手套等防护用品。

2. 清洗过程中应持器械操作，整筐拿取，严禁徒手抓取针具。

3. 修针应先持镊物钳将针尖方向整理一致，并使针具充分散开，避免拿取时刺伤。

4. 整理针具插入衬垫时，应整齐排列，方向一致。

（三）针刺伤处理及报告

1. 在微创诊疗或针具清洗消毒过程中一旦发生针刺伤害，立即使用皂液和流动清水反复冲洗伤口，尽可能挤出伤口处的血液，用75%的乙醇或0.5%的碘伏对伤口进行消毒处理。

2. 按照本机构内医务人员针刺伤处理流程报告有关部门。

第三节　刮痧类

一、定义

刮痧技术是在中医经络腧穴理论指导下，应用边缘钝滑的器具，如牛角类、砭石类等刮板或匙，蘸上刮痧油、水或润滑剂等介质，在体表一定部位反复刮动，使局部出现瘀斑，通过其疏通腠理，祛邪外出，或疏通经络，通调营卫，和谐脏腑功能，达到防治疾病的一种中医外治技术。适用于刮痧技术、撮痧技术及砭石技术等（图3-5、图3-6）。

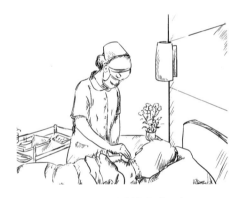 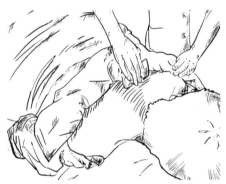

图3-5　刮痧技术（一）　　　　　图3-6　刮痧技术（二）

二、操作前准备

（一）环境准备

1. 空气通风与消毒

（1）诊室应具备良好的通风、采光条件。应根据季节、室内外风力和气温，适时进行自然通风和/或机械通风保证诊疗场所的空气流通和换气次数。参照《医院空气净化管理规范》WS/T 368—2012 的要求执行。

（2）每日诊疗活动前后或接诊呼吸道传染病患者后应进行空气消毒，

遵循《医院空气净化管理规范》WS/T 368—2012 的要求，可采用下列方法之一，并符合相应的要求：空气消毒器、紫外线灯照射或其他合法达标的空气消毒产品。

（3）不宜常规采用化学喷雾进行空气消毒。

2. 物体表面清洁、消毒

（1）依据《医疗机构环境表面清洁与消毒管理规范》WS/T 512—2016 的要求，遵循先清洁、再消毒的原则，采取湿式卫生的方法，抹布等清洁工具使用后应及时清洁、消毒，干燥保存。或采用清洁、消毒"一步法"完成的产品，如消毒湿巾。环境要求达到干净、干燥、无尘、无污垢、无碎屑、无异味。

（2）治疗室的桌、椅、床、地面等应保持清洁。如发生血液、体液、排泄物、分泌物等污染时应先采用可吸附的材料将其清除，再采用有效氯 2 000～5 000mg/L 的含氯消毒液擦拭，作用 30min。

3. 手卫生设施

（1）应配备洗手设施、手卫生及干手物品，包括流动水、非手触式水龙头、洗手皂液、免洗手消毒剂等，宜使用一次性包装的洗手液，重复灌装的洗手液容器，应每周清洁、消毒。

（2）应配备洗手流程图及说明图，干手用品宜使用一次性干手纸巾。

（3）医务人员洗手与手消毒，以及手卫生用品应符合《医务人员手卫生规范》WS/T 313—2019 的要求。

（4）治疗车配备免洗手消毒剂。

（二）器械准备

治疗盘、刮痧板（牛角类、砭石类等刮痧类板或匙）、介质（刮痧油、清水、润肤乳等）、一次性垫巾、纸巾、必要时备手套、浴巾、屏风等物。所有用物应确保在有效期内。

（三）个人防护

1. 医务人员必须熟练掌握中医刮痧类技术诊疗操作规程，掌握中医刮痧类技术相关性感染的预防要点，落实中医刮痧类技术相关性感染的防控措施。有明显皮肤感染或者患感冒、流感等呼吸道疾病的医务人员，不应参与诊疗工作。

2. 医务人员应当按标准预防原则，穿工作服、必要时戴帽子、口罩、手套等。

3. 医务人员应实施手卫生，遵循《医务人员手卫生规范》WS/T 313—2019 的要求。操作前、后应分别按照七步洗手法洗手或手消毒。接触患者血液、体液、分泌物或有感染性的物质时，应戴手套；接触患者黏膜、破损皮肤时，应戴无菌手套。

（四）患者准备

1. 应教育患者注意个人卫生，做到皮肤清洁，建议其刮痧治疗前沐浴，患呼吸道感染时应佩戴医用口罩。治疗部位存在皮肤感染、破损及出血倾向等，不宜进行刮痧治疗。

2. 施治皮肤完整，了解有无接触隔离病史，方便用物准备。

三、操作中

（一）操作规程

1. 运用同身寸法定治疗穴位，做好标记。再次核对穴位，用纱块清洁皮肤。开始刮痧，过程中，用力均匀，用介质蘸湿刮具在确定的刮痧部位从上至下刮，方向单一，皮肤出现红、紫色痧点为宜。

2. 保持病室空气新鲜，预防感染风寒而加重病情。

3. 操作中用力要均匀，勿损伤皮肤。

4. 刮痧过程中随时观察病情变化，发现异常，立即停刮，报告医师，配合处理。

5. 使用的介质应一人一用一更换，一次性垫巾专人专用。

6. 操作中按手卫生相关要求做好手卫生。

7. 若患者有接触隔离史，原则上不进行刮痧操作，如确需操作时，操作者应遵循标准预防原则，穿隔离衣、戴手套后，再进行操作。

（二）消毒方法

患者的施治部位皮肤应完整没有破溃，刮痧部位可使用清洁的纸巾、生理盐水棉球或 75% 乙醇棉球，进行清洁或消毒。

四、操作后

1. 刮痧后应用清洁的纸巾或棉球将刮拭部位的刮痧介质擦拭干净。
2. 刮痧后嘱患者保持情绪稳定，饮食宜清淡，忌食生冷油腻之品。
3. 操作后按手卫生相关要求做好手卫生。
4. 叮嘱患者 4~6h 避免沾水预防感染。

五、织物的清洗与消毒

1. 床单、枕巾、椅垫（罩）等直接接触患者的用品应每人次更换，亦可选择使用一次性用品。被血液、体液、分泌物、排泄物等污染时立即更换。
2. 被芯、枕芯、褥子、床垫等间接接触患者的床上用品，应定期清洗与消毒；被污染时应及时更换、清洗与消毒。

六、刮痧类器具的使用及处理

1. 刮痧类器具有刮痧板（砭石、水牛角、玉石、陶瓷、铜砭等材质），应圆润、光滑、清洁，不得有粗糙、毛刺等。
2. 刮痧介质　刮痧油、刮痧乳、精油等应专人专用，保持清洁干净，按照使用说明书使用。
3. 消毒灭菌要求　刮痧类诊疗操作中使用的医疗器械、器具、介质等应保持清洁，重复使用的刮痧器具应一人一用一清洁一消毒，应专人专用。遇到污染应及时先清洁，后消毒。消毒方法和消毒剂选用应符合国家标准。
4. 重复使用的刮痧器具，使用以后应先用流动水刷洗，必要时使用清洁剂去除油渍等附着物，做到清洁。依据刮痧器具不同的材质，选择适宜的方式进行清洗消毒处理，达到高水平消毒。消毒方法和消毒剂选用要符合国家标准。可采用含有效氯 500mg/L 的溶液浸泡，> 30min；也可用热力消毒，应符合 A_0 值 3 000（温度 90℃ /5min，或 93℃ /2.5min）。砭石等圆钝用于按压操作的器具，达到中水平消毒即可，可使用 75% 的乙醇、碘类消毒剂、氯己定、季铵盐类等擦拭消毒。遇有污染应及时去除污染物，再清洁消毒。隔离患者专人专用，终末使用后，刮痧板先用 1 000~2 000mg/L 的含氯消毒液消毒液浸泡消毒 > 30min，清水冲洗，干燥保存。刮痧器具如被血液、体液污染时应及时去除污染物，再用含有效氯 2 000~5 000mg/L 消毒液浸泡消毒＞30min，清水冲洗，干燥保存。有条件的机构可交由消毒供应中心清洗消毒灭菌。

七、器械保存方法

当日诊疗结束后，应将按照上述清洁消毒后的刮痧器具，放于清洁容器内干燥保存，容器每周清洁消毒一次，遇有污染随时清洁消毒。

八、医疗废物的处理

诊疗操作中产生的沾有患者血液、体液及分泌物的棉签、纸巾等应投入医疗废物桶收集。

九、职业暴露与防护

1. 医务人员应遵循标准预防的原则，在工作中执行标准预防的具体措施。

2. 存在职业暴露风险者，如无免疫史并有相关疫苗可供使用，宜接种相关疫苗。

3. 清洗消毒刮痧类器具的过程中，防止消毒剂等对人体的损伤，环境通风，应戴口罩、手套。

4. 一旦发生职业暴露情况，应立即用皂液和流动的清水清洗被污染的局部。用 75% 乙醇或 0.5% 碘伏对伤口局部进行消毒、包扎处理。按照本医疗机构医务人员职业暴露处理流程报告有关部门。

第四节　拔罐类

一、定义

拔罐疗法主要是通过罐具，吸拔人体经络系统和五脏六腑的皮部区域，来医治人体的疾病。包括留罐技术、闪罐技术、走罐技术、药罐技术、针罐技术及刺络拔罐技术等（图3-7、图3-8）。

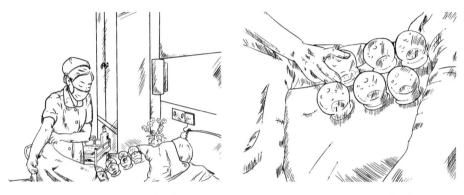

图3-7　拔罐技术（一）　　　　　　图3-8　拔罐技术（二）

二、操作前准备

（一）环境准备

1. 空气通风与消毒

（1）诊室应具备良好的通风、采光条件。应根据季节、室内外风力和气温，适时进行自然通风和/或机械通风保证诊疗场所的空气流通和换气次数。

（2）每日诊疗活动前后或接诊呼吸道传染病患者后应进行空气消毒，遵循《医院空气净化管理规范》WS/T 368—2012 的要求，可采用下列方法之一，并符合相应的要求：空气消毒器、紫外线灯照射、其他合法达标的空气消毒产品。

（3）不宜常规采用化学喷雾进行空气消毒。

2. 物体表面清洁、消毒

（1）依据《医疗机构环境表面清洁与消毒管理规范》WS/T 512—2016 的要求，遵循先清洁、再消毒的原则，采取湿式卫生的方法，抹布等清洁工具使用后应及时清洁、消毒，干燥保存。或采用清洁、消毒"一步法"完成的产品，如消毒湿巾。要求达到干净、干燥、无尘、无污垢、无碎屑、无异味。

（2）诊桌、诊椅、诊床、地面等无明显污染时采用清水清洁为主，每日2次。发生血液、体液、排泄物、分泌物等污染时，应先采用可吸附的材料将其清除，再采用有效氯 2 000~5 000mg/L 的含氯消毒液擦拭，作用 30min。

3. 手卫生设施

（1）应配备洗手设施、手卫生及干手物品，包括流动水、非手触式水龙头、洗手皂液、免洗手消毒剂等，宜使用一次性包装的洗手液，重复灌装的洗手液容器，应每周清洁、消毒。

（2）应配备洗手流程图及说明图，干手用品宜使用一次性干手纸巾。

（3）医务人员洗手与手消毒，以及手卫生用品应符合《医务人员手卫生规范》WS/T 313—2019 的要求。

（4）治疗车配备免洗手消毒剂。

（二）器械准备

1. 拔罐疗法的工具　主要有玻璃罐、陶罐、竹罐、塑料罐。

2. 燃料　包括乙醇、棉球和油料。乙醇浓度一般为 95%。乙醇的特点是火力旺、吸力强、清洁卫生、不易烧伤皮肤。家庭拔罐无乙醇时可选用高浓度的白酒代替。

3. 针具　在拔罐治疗时，有时也需要用三棱针、针灸毫针等，以便使用针罐、刺血罐等形式。

4. 润滑剂　润滑剂是在上罐前涂在罐口部位上的一种油剂，以加强皮肤与罐口的结合，保持罐具的吸力。常用润滑剂为凡士林、石蜡、植物油等。有时为提高走罐治疗效果，还需选用具有药性的油剂，如红花油、松节油、按摩乳等以增强活血功能，并有保护皮肤、避免烫伤的作用。

5. 罐具选择　根据患者的体质、胖瘦及待拔部位的面积、所治疾病的需要，正确选择罐具和罐型。根据罐口部位的大小选择合适的罐具。对于较宽较平的部位，如胸腹部、背腰部、臀部、大腿处，宜选用大罐。对于颈部、肩部、上臂、前臂和小腿处宜选用中号罐、小号罐和异型罐。对于骨骼不平的部位，宜选用小号罐和异型罐。

6. 罐具准备　应多准备几个罐具，以便在扣罐时几次点火未能扣上、罐子边缘已烧热的情况下及时更换罐具，并把已烧热的罐具晾一会儿再用，避免烫伤皮肤。在寒冷的季节拔罐，为避免患者有寒冷的感觉，应将罐底预热，在罐口与皮肤两者温度相近时再上罐。

（三）个人防护

1. 医务人员必须熟练掌握中医拔罐类技术诊疗操作规程，掌握中医拔罐类技术相关性感染的预防要点，落实中医拔罐类技术相关性感染的防控措施。有明显皮肤感染或者患呼吸道传染病时不应参加诊疗工作。

2. 操作人员应遵循标准预防原则，穿工作服，佩戴帽子、口罩及手套等。

3. 遵循《医务人员手卫生规范》WS/T 313—2019，操作前后均应洗手或手消毒，针刺操作者持针前应再用75%乙醇擦拭双手。操作人员手部皮肤破损、接触或可能接触患者血液、体液、分泌物及其他感染性物质时应戴手套。

（四）患者准备

1. 应教育患者注意个人卫生，保持皮肤清洁，建议其治疗前沐浴。患有呼吸道感染时应佩戴医用口罩。

2. 选择体位：拔罐体位正确与否，直接关系到治疗效果。正确的体位应使患者感到舒适，肌肉放松，充分暴露拔罐部位。通常采用的拔罐体位有如下几种。

（1）仰卧位：适用于头面、前额、胸腹、上下肢前侧及手足部的穴位。

（2）俯卧位：适用于头颈、肩背、腰骶及上下肢后侧的穴位。

（3）侧卧位：适用于头侧、面侧、肩侧、胸侧、下肢外侧等，除与床接触的部位以外的所有其他部位的穴位。

（4）俯伏坐位：适用于头后部、颈项、肩背、腰骶等部位的穴位。

（5）仰靠坐位：适用于头前部、面颜、胸腹、腿前部等部位的穴位。

三、操作中

（一）操作规程

1. 认真检查和询问患者，以确定是否是适应证，有无禁忌证，根据病情拟定治疗方案；检查所需药品、器材、罐具是否齐全，同时进行消毒，做好施术前的一切准备；对患者讲明施术过程中注意事项，争取患者理解和配合，消除其恐惧心理，增强其治疗信心。

2. 检查清洁、无菌物品，确保包装完整，无污迹，且在有效限期内使用。包装不应过早打开以防污染，无菌物品包装打开超过 4h 不应继续使用。检查罐口是否平整、光滑。走罐所使用的润滑剂应保持清洁。

3. 如果待拔部位有毛发，则必须剃光毛发，洗净擦干后再拔罐。

4. 罐具预热　在秋冬季节或寒冷天气里拔罐，须将罐具用火烤或水烫进行预热，使罐具温度稍高于体温为宜。罐温不可过高，以免烫伤皮肤。

5. 操作中遵守拔罐类技术诊疗操作规程，尽量减少皮肤损伤及出血。

6. 观察反应　罐具全部拔上后，要不断观察受术者的反应，询问感受，及时处理和调整不适。如吸拔力太大产生疼痛，应适当放气减小吸拔力；若吸拔力太小负压不够，可起罐后再拔一次；如患者疼痛异常，头晕、恶心、心悸，或刺络拔罐出血过多，必须立即起罐检查处理。

7. 拔罐次数　常规治疗一般每天拔罐 1 次或隔日拔罐 1 次；每 10 次为一个疗程；两个疗程之间间隔 3 ~ 5 天。

8. 拔罐时间　大型号罐具吸力强大，每次可留罐 5 ~ 10min；中型罐吸力较强，留罐 10 ~ 15min 为宜；小型罐吸力较小，留罐 15 ~ 20min 为宜。

9. 起罐方法

（1）抽气罐打开罐顶气阀即可。其他罐具起罐时要两手协作，一手轻按罐口附近的皮肤，一手扶持罐具，待空气缓缓进入罐内后，轻轻脱罐，切不可用力硬拔或让空气进入太快，以免损伤皮肤，产生疼痛。

（2）起罐后保持治疗部位清洁、干燥，如有皮肤破损应用无菌敷料覆盖。

（二）消毒方法

1. 针罐或刺络拔罐时，皮肤消毒可选用下列方法之一：

（1）浸有碘伏消毒液原液的无菌棉球或棉签擦拭 2 遍。

（2）碘酊原液擦拭 2 遍，作用 1 ~ 3min 稍干后用 75% 乙醇脱碘。

（3）用 75% 乙醇擦拭 2 遍，作用 3min。

（4）有效含量 ≥ 2g/L 氯己定 – 乙醇 70% 溶液擦拭 2 遍。

（5）其他合法、有效的皮肤消毒产品，遵循说明书使用。

2. 针罐或刺络拔罐时皮肤消毒范围　以针刺部位为中心，由内向外缓慢旋转，逐步涂擦，共 2 次，消毒皮肤面积应 ≥ 5cm × 5cm，消毒棉球或棉签应一穴一换，不得使用同一个消毒棉球或棉签擦拭两个以上部位。

四、操作后

起罐后的处理：起罐后保持治疗部位清洁、干燥，如有皮肤破损应用无菌敷料覆盖。若因留罐时间较长，皮肤产生水疱时，可用消毒针刺破放水，擦涂甲紫药水防止感染；若针罐法、刺络拔罐法的针孔出血，可用干消毒棉球或棉签压迫止血；若局部严重出血，下次不宜在此部位再拔。所有程序处理结束后，让患者静息 20min 方可离开。

五、织物的清洗与消毒

1. 床单、枕巾、椅垫（罩）等直接接触患者的用品应每人次更换，亦可选择使用一次性用品。被血液、体液、分泌物、排泄物等污染时立即更换。

2. 被芯、枕芯、褥子、床垫等间接接触患者的床上用品，应定期清洗与消毒；被污染时应及时更换、清洗与消毒。

六、一次性使用器械处理

刺络拔罐、针罐所用一次性针具应使用符合相关标准要求的产品，一人一用一废弃，遵照《医疗废物管理条例》规定，按损伤性医疗废物处理，直接放入耐刺、防渗漏的专用锐器盒，集中处置，严禁重复使用。

七、可复用器械处理

（一）刺络拔罐、针罐疗法中可复用针具的使用与处理

可重复使用的针具，应放在防刺的容器内密闭运输，遵照"清洗—修针—整理—灭菌—无菌保存"程序处理，严格一人一用一灭菌。

（二）可复用罐具的处理

罐具直接接触患者皮肤，应一人一用一清洗一消毒，鼓励有条件的医疗机构由消毒供应中心集中处置。方法首选机械清洗、湿热消毒。

1. 机械清洗湿热消毒，应符合 A_0 值 3 000（相当于 90℃ /5min，或 93℃ /2.5min）的要求。干燥后保存备用。

2. 手工清洗

（1）手工清洗的基本条件及防护用品。

1）罐具清洗应使用专用水池，不得与洗手池共用。有条件应与诊疗区域分开，在独立的区域清洗。

2）应配备洗罐工具，如刷子、医用酶洗液、滤水篮筐、浸泡桶等。

3）应配备防水围裙、手套、护目镜等防护用品。

（2）手工清洗流程

1）应先去除污染。罐内如存有血液、体液、分泌物等，有污水处理设施并排放达标的医疗机构可直接倒入污水处理系统；无污水处理设施的医疗机构，应先用吸湿材料吸附去除可见污染。再将罐具置于流动水下冲洗后，用医用酶洗液浸泡刷洗、清水冲洗。手工清洗时水温宜为 15～30℃。

2）将清洗后的罐具完全浸泡于有效氯 500mg/L 的含氯消毒液（血罐的消毒液浓度应为有效氯 2 000～5 000mg/L）或其他同等作用且合法有效的消毒剂中，加盖，浸泡时间＞30min，再用清水冲洗干净，干燥保存备用。

八、器械保存方法

1. **罐具保存方法** 当日诊疗结束后，应将按照上述清洁消毒后的拔罐罐具放于清洁容器内干燥保存，容器每周清洁消毒一次，遇有污染随时清洁消毒。

2. **刺络拔罐、针罐所用针具保存方法**

（1）有侧孔的不锈钢盒可以作为针具容器，但应外层布巾包装并符合《医院消毒供应中心 第 2 部分：清洗消毒及灭菌技术操作规范》WS 310.2—2016 灭菌包装要求。针具盛放容器不得使用普通不锈钢或铝制饭盒替代。

（2）包装容器及内衬纱布棉垫一用一清洗，衬垫发黄变硬有色斑等及时更换不得再用。

（3）灭菌后的针具有效期：塑封包装 180 天；开包使用后 4h 内有效；开包后未用完或未开包过期者应重新灭菌后使用。

九、医疗废物的处理

1. 一次性针具应一人一用一废弃，遵照《医疗废物管理条例》规定，按损伤性医疗废物处理，直接放入耐刺、放渗漏的专用锐器盒，集中处置，严禁重复使用。

2. 诊疗操作中产生的沾有患者血液、体液及分泌物的棉签、纸巾等应投入医疗废物桶收集。

十、职业暴露与防护

1. 医务人员应遵循标准预防原则，在诊疗及可复用器具的清洗消毒工作中，使用适宜的防护用品。

2. 职业暴露的处理与报告

（1）皮肤黏膜发生职业暴露的应急处理：用皂液和流动水反复冲洗被污染的皮肤，用生理盐水反复冲洗被污染的黏膜。

（2）锐器伤的应急处理：立即用皂液和流动水反复冲洗伤口，同时由近心端向远心端轻轻挤压，避免挤压伤口局部，尽可能挤出损伤处的血液，再用75%乙醇或0.5%碘伏溶液等进行消毒，并包扎伤口。

（3）按照本医疗机构医务人员职业暴露处理流程报告有关部门。

十一、注意事项

1. 拔罐时室内应保持温暖，避开风口，防止患者受凉。患者应选择舒适的体位，否则留罐时患者改变体位，容易使罐具脱落。

2. 受术者过饱、过饥、酒后、过度疲劳或剧烈运动后不宜拔罐，待上述状况改变后再拔。

3. 拔罐时应根据患者所需拔罐的不同部位，选择不同口径的火罐，一般宜选择肌肉丰满、富有弹性、没有毛发和无骨骼以及关节无凹凸的部位进行拔罐，以防掉罐。

4. 用火罐时，注意不要烫伤皮肤，棉球蘸乙醇量要适中，过多容易滴到皮肤上发生烫伤，过少则火力不够而拔罐无力，达不到治疗效果。因罐口靠近皮肤，所以棉球经过罐口时的速度要快，以免罐口过热而烫伤皮肤。贴棉法应注意防止燃烧的棉花脱落；滴酒法应注意避免乙醇过多流到罐口或滴到皮肤上而烫伤皮肤；架火法应注意扣罐要准确，以免撞翻燃烧的火架，患者不能移动以免火架翻倒烫伤皮肤。

5. 拔罐时的操作动作要迅速而轻巧，要做到稳、准、轻、快。罐内的负压与扣罐的时机、动作的快慢、火力的大小、罐具的大小直接相关。只有掌握好操作技巧，才能将罐拔紧而不过紧，罐内负压适宜。

6. 拔罐数目多少要适宜，一般都采取单穴拔罐、双穴双罐法。罐多时，间距不宜太短，以免牵拉皮肤产生疼痛或相互挤压而脱罐。

7. 起罐时应注意不要生拉硬拽，以免皮肤受损或过于疼痛。起罐时应一手握住罐体，使其倾斜，另一手压住一侧罐口边缘处的皮肤，使空气从罐口与皮肤之间的缝隙处进入罐内，罐体自然脱落。

8. 在使用针罐时，需注意拔罐可使皮肤突起，肌肉收缩，加之罐底部的撞压，容易使针体弯曲或针尖的深度增加，尤其是胸背部的穴位，容易造成气胸，故胸背部慎用此法。

9. 初次治疗的患者，年老体弱者，儿童及神经紧张、空腹等患者以选择小罐为宜，拔罐时间宜短，负压力量宜小，手法宜轻。同时应选择卧位，随时注意观察患者的反应，以免发生晕罐现象。晕罐现象多表现为头晕目眩、面色苍白、恶心呕吐、四肢发凉、周身冷汗、呼吸急促、血压下降、脉微细无力等。遇到晕罐现象，医者不能紧张慌乱，要立即令患者平卧，注意保暖。轻者服些温开水或糖水即可迅速缓解并恢复正常；重者则应针刺人中、内关、足三里、中冲等穴或艾灸百会、中极、关元、涌泉等穴，一般可很快缓解并恢复正常。

10. 拔罐可使皮肤局部出现小水疱、小水珠、出血点、瘀血现象或局部瘙痒，均属正常治疗反应。一般阳证、热证、实证多呈现鲜红色瘀斑反应；阴证、寒证、血瘀证多呈现紫红色、暗红色瘀斑反应；寒证、湿证多呈现水疱、水珠；虚证多呈现潮红或淡红色。如局部没有瘀血现象或虽有轻度的潮红现象，但起罐后立即消失，恢复皮肤原来的颜色，一般提示病邪尚轻，病情不重，病已接近痊愈或取穴不够准确。前一次拔罐部位的瘀斑未消退之前，一般不宜再在原处拔罐。

11. 拔罐的间隔时间应根据瘀斑的消失情况和病情、体质而定，一般瘀斑消失快、急性病、体质强者，间隔时间宜短；瘀斑消失慢、慢性病、体质弱者，间隔时间宜长。

12. 血罐法的出血量应根据患者的性别、年龄、病情和体质而定，一般急性病、青壮年、体质强者出血量宜多；慢性病、老年、幼儿及体质弱者出血量宜少。

第五节　灸疗类

一、定义

灸疗是用艾绒或其他灸材在体表穴位上烧灼、温熨，借灸火温和的热力和药物的作用，通过经络的传导起到温经散寒、行气活血、扶正祛邪作用，以治病保健的方法。灸疗包括麦粒灸、隔物灸、悬灸、热敏灸、雷火灸等（图 3-9、图 3-10）。

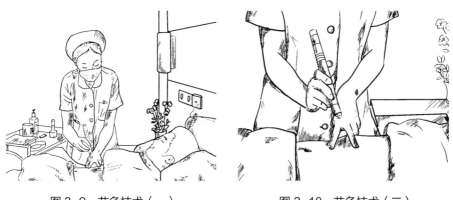

图 3-9　艾灸技术（一）　　　　图 3-10　艾灸技术（二）

二、操作前准备

（一）环境准备

1. 空气通风与消毒

（1）诊室应具备良好的通风、采光条件。应根据季节、室内外风力和气温，适时进行自然通风和 / 或机械通风保证诊疗场所的空气流通和换气次数。

（2）每日诊疗活动前后或接诊呼吸道传染病患者后应进行空气消毒，遵循《医院空气净化管理规范》WS/T 368—2012 的要求，可采用下列方法之一，并符合相应的要求：空气消毒器、紫外线灯照射、其他合法达标的空气消毒产品。

（3）不宜常规采用化学喷雾进行空气消毒。

2. 物体表面清洁、消毒

（1）依据《医疗机构环境表面清洁与消毒管理规范》WS/T 512—2016 的要求，遵循先清洁、再消毒的原则，采取湿式卫生的方法，抹布等清洁工具使用后应及时清洁、消毒，干燥保存。或采用清洁、消毒"一步法"完成的产品，如消毒湿巾。要求达到干净、干燥、无尘、无污垢、无碎屑、无异味。

（2）诊桌、诊椅、诊床、地面等无明显污染时采用清水清洁为主，每日 2 次。发生血液、体液、排泄物、分泌物等污染时，应先采用可吸附的材料将其清除，再采用有效氯 2 000～5 000mg/L 的含氯消毒液擦拭，作用 30min。

3. 手卫生设施

（1）应配备洗手设施、手卫生及干手物品，包括流动水、非手触式水龙头、洗手皂液、免洗手消毒剂等，宜使用一次性包装的洗手液，重复灌装的洗手液容器，应每周清洁、消毒。

（2）应配备洗手流程图及说明图，干手用品宜使用一次性干手纸巾。

（3）医务人员洗手与手消毒，以及手卫生用品应符合《医务人员手卫生规范》WS/T 313—2019 的要求。

（4）治疗车配备免洗手消毒剂。

（二）器械准备

根据实际情况，准备艾条、艾绒、火柴、酒精灯、打火机、治疗巾、弯盘、直钳、灸具如艾灸箱、艾灸箱盖、一次性垫巾。

（三）个人防护

1. 医务人员必须熟练掌握中医灸类技术、推拿类技术诊疗操作规程，掌握中医灸类技术相关性感染的预防要点，落实相关性感染的防控措施。有明显皮肤感染或者患呼吸道传染病时不应参加诊疗工作。

2. 医务人员应遵循标准预防原则，穿工作服，戴口罩，必要时戴帽子，操作前后做好手卫生。

3. 施灸物品燃烧易产生烟雾，尤其雷火灸，有条件者应安装排烟系统。

（四）患者准备

1. 应教育患者注意个人卫生，保持皮肤清洁，建议其治疗前沐浴。患有呼吸道感染时应佩戴医用口罩。

2. 施治皮肤完整，了解有无接触隔离病史，方便用物准备。

三、操作中

（一）操作规程（以艾箱灸为例）

1. 跟患者进行沟通，摆合适体位，取得配合。
2. 暴露治疗部位，清洁皮肤。
3. 治疗巾卷成马蹄状，摆放在治疗部位。
4. 将准备好的艾灸箱放在治疗巾上，避免接触患者皮肤。
5. 盖好艾灸箱的盖子，做好保暖。
6. 使用的治疗巾应一人一用一更换，一次性垫巾专人专用。
7. 操作中按手卫生相关要求做好手卫生。

（二）消毒方法

患者的施治部位皮肤应完整没有破溃，治疗部位可使用清洁纸巾或生理盐水棉球或 75% 乙醇棉球，进行清洁或消毒。

四、操作后

1. 因施灸不慎灼伤皮肤，局部出现小水疱，可嘱患者衣着宽松避免摩擦，防止破损，任其吸收，一般 2~5 天即可愈合。如水疱较大，可用消毒毫针刺破水疱，放出水液，再适当外涂烫伤油或覆盖无菌纱布等，保持创面清洁。

2. 操作后按手卫生相关要求做好手卫生。

五、织物的清洗与消毒

1. 床单、枕巾、椅垫（罩）等直接接触患者的用品应每人次更换，亦可选择使用一次性用品。被血液、体液、分泌物、排泄物等污染时立即更换。

2. 被芯、枕芯、褥子、床垫等间接接触患者的床上用品，应定期清洗与消毒；被污染时应及时更换、清洗与消毒。

六、可复用器械处理

1. 艾灸箱每次使用后用清水擦拭，保持清洁。每日诊疗结束后，使用500mg/L 含氯消毒剂或等效消毒湿巾擦拭消毒。

2. 隔离患者专人专物专用，终末使用后用 1 000 ~ 2 000mg/L 的含氯消毒剂擦拭作用 30min 后，清水冲洗，晾干备用。

七、器具保存方法

1. 艾条、艾绒干燥专柜保存，远离火源。
2. 艾灸箱清洁消毒后晾干，专柜保存。
3. 保存器具专柜每周清洁一次，保持柜内干净整洁。

八、医疗废物的处理

诊疗操作中产生的废弃艾条、艾绒应彻底熄灭后投入医疗废物桶收集。

第六节　敷熨熏浴类

热熨敷法

一、定义

中药热熨敷是将中药加热后装入布袋，在人体局部或一定穴位上移动，利用温热之力使药性通过体表透入经络、血脉，从而达到温经通络、行气活血、散寒止痛、祛瘀消肿等作用的一种操作方法（图 3-11、图 3-12）。

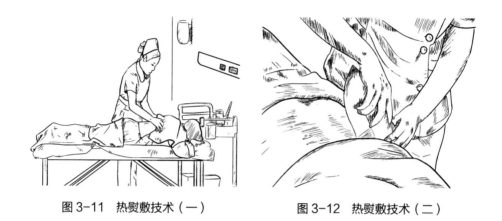

图 3-11　热熨敷技术（一）　　　图 3-12　热熨敷技术（二）

二、操作前准备

（一）环境准备

1. 空气通风与消毒

（1）诊室应具备良好的通风、采光条件。应根据季节、室内外风力和气温，适时进行自然通风和/或机械通风保证诊疗场所的空气流通和换气次数。

（2）每日诊疗活动前后或接诊呼吸道传染病患者后应进行空气消毒，遵循《医院空气净化管理规范》WS/T 368—2012 的要求，可采用下列方法之一，并符合相应的要求：空气消毒器、紫外线灯照射、其他合法达标的空气消毒产品。

（3）不宜常规采用化学喷雾进行空气消毒。

2. 物体表面清洁、消毒

（1）依据《医疗机构环境表面清洁与消毒管理规范》WS/T 512—2016 的要求，遵循先清洁、再消毒的原则，采取湿式卫生的方法，抹布等清洁工具使用后应及时清洁、消毒，干燥保存。或采用清洁、消毒"一步法"完成的产品，如消毒湿巾。要求达到干净、干燥、无尘、无污垢、无碎屑、无异味。

（2）诊桌、诊椅、诊床、地面等无明显污染时采用清水清洁为主，每日2次。发生血液、体液、排泄物、分泌物等污染时，应先采用可吸附的材料将其清除，再采用有效氯2 000～5 000mg/L的含氯消毒液擦拭，作用30min。

3. 手卫生设施

（1）应配备洗手设施、手卫生及干手物品，包括流动水、非手触式水龙头、洗手皂液、免洗手消毒剂等，宜使用一次性包装的洗手液，重复灌装的洗手液容器，应每周清洁、消毒。

（2）应配备洗手流程图及说明图，干手用品宜使用一次性干手纸巾。

（3）医务人员洗手与手消毒，以及手卫生用品应符合《医务人员手卫生规范》WS/T 313—2019的要求。

（4）治疗车配备免洗手消毒剂。

（二）器械准备

根据实际情况，准备治疗盘、遵医嘱准备药物及器具、凡士林、棉球、纱布袋2个、一次性垫巾、纱布或纸巾，必要时备屏风、毛毯、温度计、烧伤膏。

（三）个人防护

1. 医务人员必须熟练掌握中医敷熨类技术诊疗操作规程，掌握中医敷熨类技术相关性感染的预防要点，落实中医敷熨类技术相关性感染的防控措施。患有呼吸道传染病、感染性腹泻、皮肤破损感染等疾病时不应参加诊疗工作。

2. 医务人员应当按标准预防原则，穿工作服、必要时戴帽子、口罩、手套等。

3. 实施手卫生，遵循七步洗手法洗手。

（四）患者准备

1. 应教育患者注意个人卫生，患呼吸道感染时应佩戴医用口罩。

2. 取合理体位，暴露治疗部位，保暖。

三、操作中

（一）操作规程

1. 定位　遵医嘱确定热熨烫部位。
2. 热熨敷　局部涂凡士林，将药袋放到患处或相应穴位处用力来回推熨，每次 15～30min，力量要均匀。
3. 温度过低时，及时更换药袋或加温。
4. 观察　观察局部皮肤及病情变化，询问患者有无不适，防止烫伤。
5. 热熨敷完毕　擦净局部皮肤。

（二）消毒方法

患者的施治部位皮肤应完整没有破溃，治疗部位可使用清洁纸巾或生理盐水棉球或 75% 乙醇棉球，进行清洁或消毒。

四、操作后

1. 治疗环境保持清洁，如遇污染及时清洁消毒。熏蒸室夜间紫外线照射消毒 1h。
2. 操作后按手卫生相关要求做好手卫生。
3. 敷熨熏浴类诊疗操作中使用的医疗器械、器具等应保持清洁，遇到污染应及时先清洁，后采用中、低效的消毒剂进行消毒。消毒方法和消毒剂选用应符合国家标准。

五、织物的清洗与消毒

1. 床单、枕巾、椅垫（罩）等直接接触患者的用品应每人次更换，亦可选择使用一次性用品。被血液、体液、分泌物、排泄物等污染时立即更换。
2. 被芯、枕芯、褥子、床垫等间接接触患者的床上用品，应定期清洗与消毒；被污染时应及时更换、清洗与消毒。

六、一次性使用器械处理方法

热熨敷使用的棉球、纱块或一次性垫巾等一次性器械应一人一用一丢弃，一次性使用。

七、可复用器械处理方法

（一）中药热熨敷技术

干热熨法使用的布套应一人一用一更换，使用后清洗和消毒。

（二）中药湿热敷技术

湿敷垫应一人一用一更换，使用后清洗和消毒，可采用湿热消毒，A_0 值至少达到 600，相当于 80℃ /10min，90℃ /1min，或 93℃ /30s。盛装药液的容器一人一用一清洁一消毒。

（三）无接触患者破损皮肤的布类及盛装药液的容器消毒方法

1. 普通患者使用后用 500mg/L 的含氯消毒液浸泡消毒 30min，清洗干净，干燥备用。

2. 隔离患者使用后用 1 000～2 000mg/L 的含氯消毒液浸泡消毒 30min，清洗干净，干燥备用。

八、器具保存方法

1. 中药使用专用器具保存，放置于阴凉处。盛装器具保持干净整洁，每周清洁一次。

2. 中药布袋清洁消毒后，放置于清洁容器内保存，清洁容器保持干净整洁，每周清洁一次。

九、医疗废物的处理

患者使用后的一次性垫巾、纱布等一次性诊疗物品应投入医疗废物桶收集，传染病患者使用后的一次性垫巾、纱布等应投入套有双层黄色医疗废物袋的医疗废物桶中收集。

十、职业暴露与防护

1. 医务人员应遵循标准预防的原则，在工作中执行标准预防的具体措施。

2. 存在职业暴露风险者，如无免疫史并有相关疫苗可供使用，宜接种相关疫苗。

3. 一旦发生血源性职业暴露情况，应立即用皂液和流动的清水清洗被污染的局部。用75%乙醇或0.5%碘伏对伤口局部进行消毒、包扎处理。按照本医疗机构医务人员职业暴露处理流程报告有关部门。

熏蒸法

一、定义

中药熏蒸疗法是借用中药热力及药理作用熏蒸患处达到疏通腠理、祛风除湿、温经通络、活血化瘀的一种操作方法。熏蒸法根据治疗形式和使用部位不同，可分为全身熏蒸（药澡水）、局部熏蒸两种。局部熏蒸法又可分为手部熏蒸法、足部熏蒸法、眼熏蒸法、坐浴熏蒸法（图3-13、图3-14）。

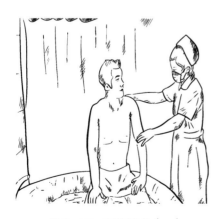

图 3-13 熏蒸技术（一）

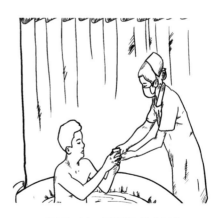

图 3-14 熏蒸技术（二）

二、操作前准备

（一）环境准备

1. 空气通风与消毒

（1）诊室应具备良好的通风、采光条件。应根据季节、室内外风力和气温，适时进行自然通风和 / 或机械通风保证诊疗场所的空气流通和换气次数。

（2）每日诊疗活动前后或接诊呼吸道传染病患者后应进行空气消毒，遵循《医院空气净化管理规范》WS/T 368—2012 的要求，可采用下列方法之一，并符合相应的要求：空气消毒器、紫外线灯照射、其他合法达标的空气消毒产品。

（3）不宜常规采用化学喷雾进行空气消毒。

2. 物体表面清洁、消毒

（1）依据《医疗机构环境表面清洁与消毒管理规范》WS/T 512—2016 的要求，遵循先清洁、再消毒的原则，采取湿式卫生的方法，抹布等清洁工具使用后应及时清洁、消毒，干燥保存。或采用清洁、消毒"一步法"完成的产品，如消毒湿巾。要求达到干净、干燥、无尘、无污垢、无碎屑、无异味。

（2）诊桌、诊椅、诊床、地面等无明显污染时采用清水清洁为主，每天 2 次。发生血液、体液、排泄物、分泌物等污染时，应先采用可吸附的材料将其清除，再采用有效氯 2 000～5 000mg/L 的含氯消毒液擦拭，作用 30min。

3. 手卫生设施

（1）应配备洗手设施、手卫生及干手物品，包括流动水、非手触式水龙头、洗手皂液、免洗手消毒剂等，宜使用一次性包装的洗手液，重复灌装的洗手液容器，应每周清洁、消毒。

（2）应配备洗手流程图及说明图，干手用品宜使用一次性干手纸巾。

（3）医务人员洗手与手消毒，以及手卫生用品应符合《医务人员手卫生规范》WS/T 313—2019 的要求。

（4）治疗车配备免洗手消毒剂。

（二）器械准备

根据实际情况，准备治疗盘、治疗巾、药液、盛放药液容器（根据熏蒸部位不同，也可备坐浴椅等）、水温计、纱块、烧伤膏、一次性垫巾、熏蒸套、遵医嘱配制药液、必要时备屏风及换药用品，或按条件和需要备中草药熏蒸治疗机。

（三）个人防护

1. 医务人员必须熟练掌握中医熏蒸类技术诊疗操作规程，掌握中医熏蒸类技术相关性感染的预防要点，落实中医熏蒸类技术相关性感染的防控措施。患有呼吸道传染病、感染性腹泻、皮肤破损感染等疾病时不应参加诊疗工作。

2. 医务人员应当按标准预防原则，穿工作服，戴口罩，必要时戴帽子、手套等。

3. 实施手卫生，遵循七步洗手法洗手。

（四）患者准备

1. 应教育患者注意个人卫生，患呼吸道感染时应佩戴医用口罩。

2. 取合理体位，暴露治疗部位，保暖。

三、操作中

（一）操作规程

1. 安排体位，排空膀胱。

2. 清洁局部皮肤。

3. 将药液趁热倒入容器，根据不同部位，按要求熏蒸，待温度适宜时，再将患处浸泡于药液中，保持温度，药液偏凉时，随时更换。

4. 随时观察患者的反应及主诉。

5. 交代注意事项，整理床单位。

6. 操作后按手卫生相关要求做好手卫生。

（二）消毒方法

患者的施治部位皮肤应完整没有破溃，治疗部位可使用清洁纸巾或生理盐水棉球或 75% 乙醇棉球，进行清洁或消毒。

四、操作后

1. 治疗室夜间紫外线空气消毒 1h。
2. 操作后按手卫生相关要求做好手卫生。

五、织物的清洗与消毒

1. 床单、枕巾、椅垫（罩）等直接接触患者的用品应每人次更换，亦可选择使用一次性用品。被血液、体液、分泌物、排泄物等污染时立即更换。
2. 被芯、枕芯、褥子、床垫等间接接触患者的床上用品，应定期清洗与消毒；被污染时应及时更换、清洗与消毒。

六、一次性使用器械处理

药浴容器内应套双层一次性清洁塑料套，盛装药浴液供患者浸泡药浴。药浴液及内置的一次性清洁塑料套应一人一用一废弃，不可重复使用。

七、可复用器械处理

（一）中药熏蒸技术

患者每次使用过的熏蒸床以 500mg/L 含氯消毒溶液擦拭，与患者直接接触的熏蒸锅定时用 0.5% 过氧乙酸溶液喷洒消毒。

（二）中药泡洗技术

1. 药浴容器一人一用一清洁，使用后清洗和消毒。
（1）清水冲刷容器，去除残留的液体污渍。

（2）药浴容器污染后用 500mg/L 的含氯消毒剂，消毒刷洗药浴容器。

2. 消毒后的药浴容器应清洗后干燥保存。

八、器具保存方法

1. 熏蒸药液专用容器保存，放置于阴凉处。
2. 熏蒸床清洁消毒后定点放置。

九、医疗废物的处理

诊疗操作中产生一次性清洁塑料套、使用后的药渣等应投入医疗废物桶收集。

十、职业暴露与防护

1. 医务人员应遵循标准预防的原则，在工作中执行标准预防的具体措施。

2. 存在职业暴露风险者，如无免疫史并有相关疫苗可供使用，宜接种相关疫苗。

3. 一旦发生血源性职业暴露情况，应立即用皂液和流动的清水清洗被污染的局部。用 75% 乙醇或 0.5% 碘伏对伤口局部进行消毒、包扎处理。按照本医疗机构医务人员职业暴露处理流程报告有关部门。

第七节　灌肠类

一、定义

灌肠法是将一定量的液体由肛门经直肠灌入结肠，以帮助患者清洁肠道、排便、排气或由肠道供给药物或营养，达到确定诊断和治疗的目的的方法。根据灌肠的目的可分为保留灌肠和不保留灌肠（图 3-15、图 3-16）。

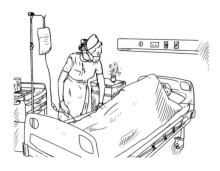

图 3-15　中药灌肠技术（一）

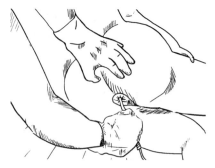

图 3-16　中药灌肠技术（二）

二、操作前准备

（一）环境准备

1. 病室准备

（1）不保留灌肠治疗应在灌肠治疗室进行。保留灌肠可根椐需要在病房病床进行。

（2）灌肠治疗室应独立设置，不应与换药室等公用，面积应与诊疗活动相适宜，应有地面排水口，方便地面清洁卫生工作。应划分准备区及操作区。应配备卫生间或设置于邻近卫生间方便患者。

（3）准备区应配置手卫生设施及用品、更衣柜、帽子、口罩、医用一次性手套、隔离衣和防水隔离衣、水靴、橡胶手套等。治疗区有诊疗床，治疗床，无菌物品存放柜等。

2. 空气通风与消毒

（1）诊室应具备良好的通风、采光条件。应根据季节、室内外风力和气温，适时进行自然通风和 / 或机械通风保证诊疗场所的空气流通和换气次数。

（2）每日诊疗活动前后或接诊呼吸道传染病患者后应进行空气消毒，遵循《医院空气净化管理规范》WS/T 368—2012 的要求，可采用下列方法之一，并符合相应的要求：空气消毒器、紫外线灯照射、其他合法达标的空气消毒产品。

（3）不宜常规采用化学喷雾进行空气消毒。

3. 物体表面清洁、消毒

（1）依据《医疗机构环境表面清洁与消毒管理规范》WS/T 512—2016 的要求，遵循先清洁、再消毒的原则，采取湿式卫生的方法，抹布等清洁工具使用后应及时清洁、消毒，干燥保存。或采用清洁、消毒"一步法"完成的产品，如消毒湿巾。要求达到干净、干燥、无尘、无污垢、无碎屑、无异味。

（2）诊桌、诊椅、诊床、地面等无明显污染时采用清水清洁为主，每日2次。发生血液、体液、排泄物、分泌物等污染时，应先采用可吸附的材料将其清除，再采用有效氯2 000～5 000mg/L的含氯消毒液擦拭，作用30min。

4. 手卫生设施

（1）应配备洗手设施、手卫生及干手物品，包括流动水、非手触式水龙头、洗手皂液、免洗手消毒剂等，宜使用一次性包装的洗手液，重复灌装的洗手液容器，应每周清洁、消毒。

（2）应配备洗手流程图及说明图，干手用品宜使用一次性干手纸巾。

（3）医务人员洗手与手消毒，以及手卫生用品应符合《医务人员手卫生规范》WS/T 313—2019的要求。

（4）治疗车配备免洗手消毒剂。

（二）器械准备

灌肠器、肛管、弯盘、量杯、石蜡油、棉签、水温计、便盆、一次性垫巾、纸巾。

（三）个人防护

1. 医务人员必须熟练掌握中医灌肠技术诊疗操作规程，掌握中医灌肠技术相关性感染的预防要点，落实中医灌肠技术相关性感染的防控措施。有明显皮肤感染或者患感冒、流感等呼吸道疾病，以及携带或感染多重耐药菌的医务人员，在未治愈前不应当参加灌肠治疗。

2. 操作前严格执行无菌操作规程。医护人员应按标准预防原则进行标准预防。戴帽子、口罩、一次性医用手套、穿隔离衣进行操作，如进行大量不保留灌肠应着防水隔离衣，必要时戴防护面罩、穿着水靴。

3. 实施手卫生，遵照七步洗手法洗手，为不同患者操作时应洗手或手卫生。操作过程中应戴一次性医用手套。

（四）患者准备

应教育患者注意个人卫生，建议其灌肠治疗前、治疗结束排便后沐浴或进行肛周局部清洁。患呼吸道感染时应佩戴医用口罩。

三、操作中

（一）操作规程

1. 检查器具的包装，确保完整无破损，有效限期内使用。包装不应过早打开以防污染，无菌器具包装打开后应即时使用。
2. 治疗前及治疗结束排便后，患者须清洁肛周。
3. 操作中遵守灌肠诊疗操作规范，避免损伤肠道黏膜及出血。

（二）消毒方法

患者的施治部位皮肤应完整没有破溃，肛周可用清洁纸巾或生理盐水棉球进行清洁。

四、操作后

1. 治疗室夜间紫外线空气消毒 1h。
2. 操作后按手卫生相关要求做好手卫生。

五、织物的清洗与消毒

1. 床单、枕巾、椅垫（罩）等直接接触患者的用品应每人次更换，亦可选择使用一次性用品。被血液、体液、分泌物、排泄物等污染时立即更换。
2. 被芯、枕芯、褥子、床垫等间接接触患者的床上用品，应定期清洗与消毒；被污染时应及时更换、清洗与消毒。

六、一次性使用器械处理

一次性器具应使用符合相关标准要求的产品，一人一用一废弃，按医疗废物处理，直接放入黄色医疗废物袋，严禁重复使用。肛门、直肠、结肠局部有感染病灶者，必须使用一次性灌肠器具，按感染性医疗废物处置，严禁重复使用。

七、可复用器械处理

可重复使用的器具，遵照"清洗—高水平消毒—清洁保存"程序处理，严格一人一用一消毒。

八、器械保存方法

可重复使用的器具消毒后干燥保存。

九、医疗废物的处理

一次性器具应使用符合相关标准要求的产品，一人一用一废弃，按医疗废物处理，直接放入黄色医疗废物袋，严禁重复使用。肛门、直肠、结肠局部有感染病灶者，必须使用一次性灌肠器具，按感染性医疗废物处置，严禁重复使用。

十、职业暴露的预防与处理

1. 医务人员应遵循标准预防的原则进行标准预防。灌肠诊疗中正确使用防护用品，熟知职业暴露事件处理报告流程等。

2. 体液飞溅伤处理及报告

（1）发生灌肠液飞溅皮肤职业暴露后应立即使用清水和皂液进行清洗，必要时可用皮肤消毒剂碘伏、碘酊、75%的乙醇等进行暴露皮肤消毒。黏膜职业暴露应当使用清水或生理盐水反复冲洗。在灌肠器具清洗消毒过程中一旦发生锐器伤害，立即使用皂液和流动清水反复冲洗伤口，尽可能挤出伤口处的血液，用75%的乙醇或0.5%的碘伏对伤口进行消毒处理。

（2）按照本机构内医务人员职业暴露处理流程报告有关部门。

第四章
中医医疗技术相关性感染
防控注意事项

一、管理要求

1. 建议使用一次性针具，包括毫针、针刀等，避免使用复用针具。确有需使用复用针具时，其清洗消毒流程遵照《中医医疗技术相关性感染预防与控制指南（试行）》执行。

2. 操作时应遵循标准预防原则，根据血液、体液暴露风险，选择合适的个人防护用品。

3. 无污水处理设施的医疗机构，复用中医器具应先用吸湿材料吸附去除可见污染，再进行规范的清洁消毒流程。

4. 明确有空气传播疾病的患者应安排单间进行治疗，不允许与其他患者共处一室，并根据《经空气传播疾病医院感染预防与控制规范》WS/T 511—2016 要求落实患者转运、安置、消毒隔离和个人防护工作。开放性肺结核患者应及时转至定点收治医院救治。

5. 接诊新发或不明原因传染性疾病患者时，应在标准预防基础上根据相关规范做好隔离防护。

6. 接诊经接触或血源传播疾病的患者时，应根据《医院隔离技术规范》WS/T 311—2009 做好相关隔离和预防措施。

二、诊室环境的要求

（一）治疗环境要求

1. 毫针针刺、拔罐、刮痧、局部中药洗浴宜在治疗室或诊疗室进行，住院患者可在床边进行。针刀和埋线等微创类治疗操作应在独立的微创治疗室进行，有条件的医疗机构宜在门诊手术室进行。全身、半身洗浴宜在独立治疗室进行。治疗室或诊疗室内应配备经专业培训的医务人员进行无菌物品管理并落实感染防控相关措施。

2. 治疗室或诊疗室面积应与诊疗活动相适宜，诊疗室问诊区和治疗区应分区明确，微创治疗室应划分无菌准备区和治疗区；能自然通风或有机械通风设施。

3. 治疗室或诊疗室设施应配备治疗床、储物柜、治疗车、手卫生设施、锐器盒、医疗废物桶、非医疗废物桶。

（1）治疗室和诊疗室可以安置多张治疗床，床间距适宜（至少 1.0m），有保护患者隐私设计，如床帘、屏风等。

（2）治疗车要求：宜配置移动双层治疗车，上层放置消毒或清洁物品，下层放置医疗废物桶、锐器盒等污染物品。

（3）物品有序放置，位置相对固定，标识清楚并在有效期内使用。开启后的消毒产品（如速干手消剂等）、一次性无菌物品需注明有效时间。

（4）非医疗废物和医疗废物分开放置，并标识清楚。复用物品（如医用织物、医疗器械等）应洁污分开放置，并标识清楚。

（5）清洁性治疗与污染性治疗同置一室时，可分时段进行，清洁性治疗优先。污染性治疗操作后，应根据可能污染源的传播方式，经规范的空气、环境表面等清洁消毒后，方可再行清洁性治疗操作。微创治疗室不应进行污染性治疗。

（二）空气通风与消毒

1. 要求诊室具备良好的通风、采光条件；应根据季节、室内外风力和气温，适时进行自然通风和/或机械通风保证诊疗场所的空气流通和换气次数。

2. 每日诊疗活动前后或接诊呼吸道传染病患者后应进行符合《医院空气净化管理规范》WS/T 368—2012 要求的空气消毒。可采用如：空气消毒器、紫外线灯照射、其他合法达标的空气消毒产品，不宜采用常规化学喷雾进行空气消毒。

（三）物体表面清洁、消毒

1. 依据《医疗机构环境表面清洁与消毒管理规范》WS/T 512—2016 的要求，遵循先清洁、再消毒的原则，采取湿式卫生的方法，抹布等清洁工具使用后应及时清洁、消毒，干燥保存。或采用清洁、消毒"一步法"完成的产品，如消毒湿巾。要求达到干净、干燥、无尘、无污垢、无碎屑、无异味。

2. 诊桌、诊椅、诊床、地面等无明显污染时以清水清洁为主，每日 2 次，发生血液、体液、排泄物等污染时应先采用可吸附的材料将其清除再用有效氯 2 000～5 000mg/L 的含氯消毒液擦拭，作用 30min。

（四）织物的清洗与消毒

1. 床单、被套、枕套等直接接触患者的用品应每人次更换，也可选择使用一次性用品。被血液等污染时立即更换。

2. 被芯、枕芯、褥子、床垫等间接接触患者的床上用品，应定期清洗与消毒；被污染时应及时更换、清洗与消毒。

（五）手卫生设施

1. 每间诊室应配备至少一套洗手设施、充足的手卫生及干手物品，包括流动水、非手触式水龙头、洗手液、免洗手消毒剂等，宜使用一次性包装的洗手液，且使用含醇成分，开启后 30 日内使用，重复灌装的洗手液容器，应每周清洁、消毒。

2. 应配备洗手流程图及说明图，干手用品宜使用一次性干手纸巾。

3. 医务人员洗手与卫生手消毒，以及手卫生用品应符合《医务人员手卫生规范》WS/T 313—2019 的要求。

4. 治疗车配备快速手消毒剂。

三、无菌操作

1. 进行针灸穿刺操作时严格执行无菌技术操作规程，正确进行穿刺部位的皮肤消毒针灸针具（毫针、耳针、头针、长圆针、梅花针、三棱针、小针刀等）的消毒灭菌，做到"一人一针一用一灭菌"的原则。

2. 进行拔罐、刮痧、中药足浴等操作时严格执行无菌技术操作规程，必要时进行操作部位的皮肤消毒，相关器具和物品做到"一人一用一消毒"或"一人一用一灭菌"的原则。

3. 中药足浴建议使用双层一次性清洁塑料袋防止因意外破裂造成的药物外泄及器具污染，使用后的一次性清洁塑料袋连同足浴液严禁重复使用，用后按感染性医疗废物处理。可重复使用的中药足浴器具和物品使用后按规定进行清洗与灭菌。

四、人员准备

1. 医务人员要求

（1）在治疗场所，医护人员应按标准预防措施穿戴工作服、口罩进行操作，涉及微创类操作或无菌操作时，应佩戴一次性帽子及手套。医护人员手上如有伤口或裂口，应用防水敷料覆盖，佩戴双层手套；医护人员应剪短指甲，禁止佩戴人工指甲及手部饰品。

（2）医护人员手部感染时，应避免进行针灸、三棱针放血、刮痧、拔罐等治疗。有明显皮肤感染或者患感冒、流感等呼吸道疾病的医务人员，不应参与诊疗工作；携带或感染多重耐药菌的医务人员，在未治愈前不应当参加微创治疗，微创手术参观人员应戴帽子、口罩，人数不应超过 5 人。

2. 患者要求　应教育患者注意个人卫生。建议其治疗前洗头、沐浴，患呼吸道感染时应佩戴医用口罩；建议其灌肠治疗前、治疗结束排便后沐浴或进行肛周局部清洁。

五、预防施治部位感染的管理要求

（一）施治前准备

1. 治疗前应详细了解就诊者的资料，评估其潜在的风险。

（1）既往病史：皮肤感染、传染病（如病毒性肝炎、艾滋病毒感染）、慢性病（如糖尿病、肾病、癫痫等）、癌症和出血倾向。

（2）服药史：类固醇或抗凝血剂，如华法林等。

（3）过敏史：对药物、酒精或金属过敏。

2. 微创施治部位存在皮肤感染及出血倾向等，不应进行微创治疗。

3. 治疗部位存在皮肤感染、破损及出血倾向等，不宜进行刮痧治疗。

4. 进行穴位敷贴时，敷贴部位皮肤应完整，洁净，如有污渍等皮肤不清洁状况，可用 75% 乙醇棉球擦拭干净后再敷药。

（二）施治部位感染的预防与处理

1. 艾灸、拔罐时应避免灼伤或烫伤皮肤。若皮肤起水疱时，小的无须处理，仅敷以消毒纱布，防止擦破即可；水疱较大时用消毒针将疱液放出，涂以烫伤油等，或用消毒纱布包敷，以防感染。

2. 施治后皮肤若出现红肿、脓疮或感染的症状，应对症处理。

六、操作器具使用及处理原则

1. 一次性器具必须一人一用一废弃，严禁重复使用。使用过程中，要注意无菌针具的保存，若暂时存放于方盘中，针具不能长时间暴露于空气，方盘的盖子要随时盖上，且方盘应每日消毒。

2. 可重复使用的器具遵循先清洁后消毒（灭菌）的原则，进入无菌组织的器具必须达到灭菌水平。

3. 治疗车随车携带锐器盒，针具类使用后直接放入锐器盒，避免二次分拣。

4. 清理治疗区内的医疗废物和非医疗废物，盛装的医疗废物达到包装物或者容器的 3/4 时，应当使用有效的封口方式，实施密闭转运。医疗废物在医疗废物暂存间暂存不超过 48h。

七、中医诊疗消毒灭菌应遵循的原则

1. 医务人员必须遵守消毒灭菌原则，进入人体组织或无菌器的医疗用品必须灭菌，接触皮肤黏膜的器具和用品必须消毒。

2. 用过的医疗器材和物品，应先去污染，彻底清洗干净，再消毒或灭菌。所有医疗器械在检修前应先经消毒或灭菌处理。

3. 消毒首选物理方法，不能用物理方法消毒的方选化学方法。

4. 禁止用消毒液保存物品，消毒灭菌后应及时取出，用清洁或灭菌水冲洗干净后，干燥保存。

5. 用于消毒灭菌处理的容器及器械在使用前必须先进行消毒灭菌处理。

6. 在进行消毒清洁处理时，如擦拭床、桌椅等时应备两个桶，一个桶盛装清洁抹布，另一个桶盛装使用后的脏抹布，脏污时随时更换，用后终末消毒。禁止一桶水一抹布的清洁方式。

7. 连续使用的消毒灭菌物品必须有明显的消毒灭菌标识。

八、常用各类中医相关器具物品的消毒灭菌方法

1. **高压蒸汽灭菌**　针灸器具及火罐、陶瓷器具（一用一灭菌）。

2. **浸泡消毒法**　刮痧器具、热熨敷布袋、火罐托盘（一用一消毒）。

3. **擦拭消毒法**　艾灸箱、熏蒸器具（一用一消毒），器械清洗桶、洗手池、水槽（一日一消毒）。

4. **清洁**　对于直接或间接地和健康无损的皮肤黏膜相接触的低度危险性物品，如：工作服、床单、被套、枕套、帽子、血压计袖带等，虽有微生物污染，但一般情况下无害，只有当受到一定量致病菌污染时才造成危害，这类物品和器材一般可用低效消毒方法，或只做一般的清洁处理即可，如遇污染随时清洁、消毒。

5. **清洗消毒环境要求**

（1）应设置独立的复用中医器具清洗消毒室，与诊疗区域分开。所有中医器具宜集中处置，由专人负责。有条件的医疗机构宜由消毒供应中心集中管理。

（2）清洗消毒室面积应与清洗消毒工作量相适宜，选址时空气流向做到由洁到污，自然通风良好或有机械通风设施，机械通风次数应 ≥ 10 次 /h。

（3）清洗消毒室设施：应配有污染器具回收容器、操作台、手工清洗槽、相应清洗消毒用具、干燥设施、消毒后器具存放容器及相应个人防护用品。

（4）手工清洗槽要求：应配备冲洗槽、洗涤槽、漂洗槽、消毒槽、终末漂洗槽；冲洗槽和洗涤槽可共用，消毒槽可用其他加盖的浸泡容器代替。

九、职业暴露的预防与处理

1. 医务人员应遵循标准预防的原则，诊疗中正确使用防护用品，熟知职业暴露处理报告流程等。

2. 针具清洗、修针、整理过程易于发生液体喷溅、针刺伤害等，应注意防范职业暴露风险，操作时应穿戴防水围裙、护目镜、手套等防护用品。

3. 清洗过程中应持器械操作，整筐拿取，严禁徒手抓取针具。

4. 职业暴露处理及报告：在诊疗或清洗消毒过程一旦发生职业暴露，立即使用皂液和流动清水反复冲洗伤口（涉及眼、耳、口、鼻等黏膜时，应用大量生理盐水反复冲洗），如发生针刺伤应尽可能挤出伤口处的血液，用75%的乙醇或0.5%的碘伏对伤口进行消毒处理。

5. 按照本机构内医务人员职业暴露处理流程报告有关部门。

第五章
中医诊疗感染防控知识 100 问

1. 什么是医院感染?

答: 是指住院患者在医院内获得的感染,包括在住院间发生的感染和在医院内获得、出院后发生的感染;但不包括入院前已开始或入院时已处于潜伏期的感染。医院工作人员在医院内获得的感染也属于医院感染。

2. 医院感染传播的三个环节是什么?

答: 感染源、感染途径、易感人群。

3. 医院感染常见感染源有哪些?

答: 医院感染常见感染源主要有患者、带菌者或自身感染、污染的医疗器械、污染的血液或血液制品、环境储源等。

4. 医院感染的传播途径主要有哪些?

答:(1)接触传播:是医院感染最常见,也是最重要的传播途径。包括直接接触传播和间接接触传播。由接触传播的疾病常见的有肠道感染、多重耐药菌感染、皮肤感染等。

(2)飞沫传播:由飞沫传播的疾病有流行性感冒、百日咳、白喉、SARS、新型冠状病毒肺炎、病毒性腮腺炎等。

(3)空气传播:由空气传播的疾病常见的有开放性肺结核、麻疹、水痘等。

5. 哪些人群为医院感染的易感人群?

答:（1）有严重基础疾病的患者，如糖尿病、恶性肿瘤、慢性肾病患者等。

（2）老年患者及婴幼儿患者。

（3）接受放化疗和免疫抑制剂治疗的患者，如抗癌药物、放疗、免疫抑制剂等。

（4）长期接受抗菌药物治疗，造成体内微生态失衡的患者。

（5）接受各种侵袭性诊疗操作的患者。

（6）住院时间长者。

（7）手术时间长者。

（8）营养不良者。

6. 医院感染发生的危险因素有哪些?

答:（1）宿主方面的危险因素：如年龄因素（婴儿、老人），基础疾病（各种肿瘤、血液病、糖尿病、肝硬化等），意识状态（如昏迷）等。

（2）侵袭性诊疗操作方面的因素：如器官移植、血液净化、动静脉插管、留置导尿、气管切开或气管插管、人工机械辅助通气等。

（3）直接损害免疫系统功能的因素：如放疗、化疗、肾上腺皮质激素的应用等。

（4）其他因素：如住院时间长、长期应用广谱抗生素、新诊疗技术的开展等。

7. 什么是疑似医院感染暴发?

答:指在医疗机构或其科室的患者中，短时间内出现 3 例以上临床症候群相似、怀疑有共同感染源的感染病例的现象；或者 3 例以上怀疑有共同感染源或共同感染途径的感染病例现象。

8. 什么是医院感染暴发?

答:是指在医疗机构或其科室的患者中，短时间内发生 3 例以上同种同源感染病例的现象。

9. 医院感染暴发流行时该如何处置?

答:（1）医院发生疑似医院感染暴发或者医院感染暴发，应当及时采取有效处理措施，控制感染源，切断传播途径，积极实施医疗救治，保障医疗安全。

（2）医院发生疑似或者确认医院感染暴发时，应及时开展现场流行病学调查、环境卫生学检测以及有关的标本采集、病原学检查等工作。

（3）按照有关规定及时上报。

10. 医院感染的报告制度有哪些?

答：（1）散发医院感染病例诊断后在24h内报告所在医院感染管理部门，出现暴发流行趋势应及时报告医院感染管理部门。

（2）发现以下情形时，应当于12h内向所在地市级卫生行政部门报告，并同时向所在地疾病预防控制机构报告：① 5例以上疑似医院感染暴发；② 3例以上医院感染暴发。

（3）发生以下情形时，应当按照要求在2h内向所在地市级卫生行政部门报告，并同时向所在地疾病预防控制机构报告：① 10例以上的医院感染暴发；② 发生特殊病原体或者新发病原体的医院感染；③ 可能造成重大公共影响或者严重后果的医院感染。

11. 什么是标准预防?

答：医务人员在执行诊疗操作或对患者护理过程中，应认定接触所有患者的血液、体液、分泌物（不包括汗液）、排泄物均具有传染性，不论是否具有明显的血迹污染或是否接触非完整的皮肤与黏膜，医务人员在接触上述物质时，必须采取隔离、防护措施。强调双向防护，既防止疾病从患者传至医务人员，又防止疾病从医务人员传至患者；既要防止血源性疾病的传播，也要防止非血源性疾病的传播；根据疾病的主要传播途径，采取相应的隔离措施，包括接触隔离、空气隔离和飞沫隔离。

12. 一般防护的要求有哪些?

答：一般防护适用于普通门（急）诊、普通病房的医务人员。

（1）严格遵守标准预防的原则。

（2）工作时应穿工作服、戴外科口罩。

（3）认真执行手卫生。

13. 一级防护的要求有哪些?

答: 一级防护适用于发热门（急）诊与感染疾病科的医务人员。

（1）严格遵守标准预防的原则。

（2）严格遵守消毒、隔离的各项规章制度。

（3）工作时应穿工作服、隔离衣、戴工作帽和外科口罩，必要时戴乳胶手套。

（4）严格执行手卫生。

（5）下班时进行个人卫生处置，并注意呼吸道与黏膜的防护。

14. 二级防护的要求有哪些?

答: 二级防护适用于进入呼吸道隔离病房、隔离病区的医务人员；接触从患者身上采集的标本、处理其分泌物、排泄物、使用过的物品和死亡患者尸体的工作人员，转运患者的医务人员和司机。

（1）严格遵守标准预防的原则。

（2）根据传播途径，采取飞沫隔离与接触隔离。

（3）严格遵守消毒、隔离的各项规章制度。

（4）进入隔离病房、隔离病区的医务人员必须戴医用防护口罩，穿工作服、隔离衣或防护服、鞋套，戴手套、工作帽。严格按照清洁区、潜在污染区和污染区的划分，正确穿戴和脱摘防护用品，并注意呼吸道、口腔、鼻腔黏膜和眼睛的卫生与保护。

15. 三级防护的要求有哪些?

答: 三级防护适用于为实施可引发气溶胶操作的医务人员。

可引发气溶胶的操作包括气管内插管、雾化治疗、诱发痰液的检查、支气管镜、呼吸道痰液抽吸、气管切口的护理、胸腔物理治疗、鼻咽部抽吸、面罩正压通气（如 BiPAP 和 CPAP）、高频震荡通气、复苏操作、死后肺组织活检等。

除二级防护外，应当加戴面罩或全面型呼吸防护器。

16. 中医诊疗操作过程中应如何进行防护?

答: 普通中医诊疗操作时，医务人员应按照标准预防措施进行防护，如身着工作服、佩戴口罩，必要时佩戴一次性帽子。涉及经呼吸道传播疾病患者诊疗操作时，应佩戴医用防护口罩。进行微创类中医操作时，应加穿一次性隔离衣，佩戴无菌手套。可能涉及血液体液喷溅操作或清洗、消毒使用后的中医诊疗器械时，应佩戴护目镜或防护面罩，加穿一次性防水隔离衣，佩戴手套。当手部有破损时应戴双层手套。

17. 什么是手卫生?

答: 手卫生是指医务人员在从事职业活动过程中洗手、卫生手消毒和外科手消毒的总称。

18. 什么是洗手?

答: 洗手是指医务人员用流动水和洗手液（皂）揉搓冲洗双手，去除手部皮肤污垢、碎屑和部分微生物的过程。

19. 什么是卫生手消毒?

答: 卫生手消毒是指医务人员用手消毒剂揉搓双手，以减少手部暂居菌的过程。

20. 什么是外科手消毒?

答: 外科手消毒是指外科手术前医务人员用流动水和洗手液揉搓冲洗双手、前臂至上臂下 1/3，再用手消毒剂清除或者杀灭手部、前臂至上臂下 1/3 暂居菌和减少常居菌的过程。

21. 洗手与卫生手消毒的原则有哪些?

答: （1）手部没有肉眼可见污染时，宜首选速干手消毒剂进行卫生手消毒。
（2）以下情况应选择流动水洗手:
1）当手部有血液或其他体液等肉眼可见的污染时。
2）可能接触艰难梭菌、肠道病毒等对速干手消毒剂不敏感的病原微生物时。

22. 在哪些时刻，医务人员必须先洗手才能进行其他操作?

答: （1）接触患者前。
（2）清洁、无菌操作前，包括进行侵入性操作前。

145

（3）暴露患者体液风险后，包括接触患者黏膜、破损皮肤或伤口、血液、体液、分泌物、排泄物、伤口敷料等之后。

（4）接触患者后。

（5）接触患者周围环境后，包括接触患者周围的医疗相关器械、用具等物体表面后。

23. 外科手消毒应遵循的原则是什么？

答： 先洗手，后消毒；不同患者之间手套破损或手被污染时，应重新外科手消毒。

24. 手卫生规范对洗手方法与要求有哪些？

答：（1）洗手之前应先摘除手部饰物，并修剪指甲，长度应不超过指尖。

（2）取适量的清洁剂清洗双手、前臂和上臂下1/3，并认真揉搓。清洁双手时，应注意清洁指甲下的污垢和手部皮肤的皱褶处。

（3）流动水冲洗双手、前臂和上臂下1/3。

（4）使用干手物品擦干双手、前臂和上臂下1/3。

25. 医务人员在哪些情况下应先洗手，再进行卫生手消毒？

答：（1）接触传染病患者的血液、体液和分泌物以及被传染性病原微生物污染的物品后。

（2）直接为传染病患者进行检查、治疗、护理或处理传染患者污物之后。

26. 医务人员在进行哪些操作时，需要戴手套？

答：（1）当接触患者血液、分泌物（汗液除外）、排泄物、黏膜和不完整皮肤时，应戴手套防止医务人员手部被污染。

（2）在进行侵入性操作，或其他会接触患者不完整皮肤黏膜的操作时，戴手套可以减少微生物从医务人员的手上传给患者。

（3）为防止医务人员在照顾不同患者时发生交叉感染，必须在每个患者之间更换手套，并且在脱掉手套后立即进行手卫生。

27. 中医诊疗操作中严格执行手卫生能降低医院感染吗？

答： 严格的手卫生能有效降低医院感染。因为经手接触传播，是病原微生物在医患之间的主要传播途径。在中医诊疗操作过程中，很多都是需要用手或手持器具来完成的。不良的手部卫生是引起医源性感染、促使耐药菌传播、导致医院感染暴发的主要因素。手卫生措施是标准预防的重要措施之一，是保证患者获得高质量医疗保健的一项基本措施。清洁的手能预防疾病，挽救生命。

28. 医务人员佩戴口罩时应注意什么？口罩在防护用品穿戴、脱卸顺序如何？

答：口罩应注意内外和上下之分，防水层（深色面）朝外，有鼻夹的一侧在上。佩戴好后应调整口罩位置使其完全罩住口鼻。佩戴医用防护口罩时，还应注意进行口罩密合性检查。

口罩始终应按第一个穿戴、最后一个脱卸的顺序进行。

29. 佩戴双层口罩可以达到更好的防护效果吗？

答：不能。口罩的过滤效果并非靠层数来决定，而是靠其佩戴时的密合性、过滤性和舒适性等多方面的因素决定。有研究显示，佩戴双层口罩会导致与面部密合性欠佳，虽然过滤效率略微提高，但呼吸阻力却增加了几乎一倍，而且佩戴双层口罩很难做到鼻部贴合部位的塑型。因此，佩戴双层口罩并不能增加防护效果，还可因密合性的破坏增加其自身感染的危险性。

30. 在进行诊疗操作时，佩戴医用防护 KN95 口罩与 N95 口罩有区别吗？

答：其实 KN95 口罩和 N95 口罩只是名称不同，在产品分类和过滤效率上的防护等级是相同的。"N"是指非油性颗粒，"95"指对于直径 0.075μm 以上的颗粒物过滤效率 ≥ 95%。唯一不同的是 KN95 口罩执行的是我国 GB 19083—2010 标准，而 N95 口罩则是采用美国标准。医用防护口罩执行标准 GB 19083—2010；KN 型口罩执行标准 GB 2626—2006/2019，KN95 口罩指对非油性颗粒物（用氯化钠检测）的过滤性能达到 95% 以上，但没有防渗透的要求，不能作为常规诊疗操作佩戴；N95 口罩执行标准美国 NIOSH42CFR84—1995。需要注意的是：这类口罩的通气阻力在 300Pa 左右，虽然防护性能高，却不利于透气。如果长时间持续使用（超过 4h），可能会造成肺部的不可逆损伤。

31. 呼吸道传染病患者佩戴呼吸阀口罩可以保护周围人群吗?

答: 不能。呼吸阀口罩相较于不带阀口罩而言,呼气阻力更低,不会感觉过于憋闷。但此类口罩只有单向防护作用,即只保护戴口罩的人,不保护周围人群。如果呼吸道传染患者佩戴呼吸阀口罩,可能将病毒排出,周围人群都会处于风险之中。

32. 一次性口罩可以清洗、煮沸后重复使用吗?

答: 不能。清洗和煮沸消毒的方法通常会导致口罩的防护性能降低。对于全面或半面型防护面具,通常为可更换过滤元件,对这类呼吸器可依据产品使用说明进行清洗或消毒,但不允许清洗过滤元件。

33. 什么情况下应使用护目镜或防护面罩?

答: 下列情况应使用护目镜或防护面罩:

(1)在进行中医微创治疗操作时,可能发生患者血液、体液、分泌物等喷溅时,应使用护目镜或防护面罩。

(2)为经空气传播或飞沫传播的传染病患者进行近距离诊疗操作,可能发生患者血液、体液、分泌物喷溅时,应使用全面型防护面罩。

(3)在清洗接触过患者血液、体液、分泌物等物体的中医诊疗器械时,应使用护目镜或防护面罩。

34. 什么情况下应使用隔离衣或防护服?

答:(1)下列情况应穿隔离衣:①接触经接触传播的感染性疾病患者,如传染病患者、多重耐药菌感染患者等和其周围环境时;②对实行保护性隔离的患者,如大面积烧伤、骨髓移植等患者进行诊疗、护理时;③可能接触患者血液、体液、分泌物或排泄物时。

(2)下列情况应穿防护服:①接触甲类或按甲类传染病管理的传染病患者时;②接触某些经空气传播或飞沫传播的传染病患者,可能受到患者血液、体液、分泌物、排泄物喷溅时。

35. 如何正确使用隔离衣或防护服?

答:(1)隔离衣和防护服只限在规定区域内穿脱。

(2)穿前应检查隔离衣和防护服有无破损;穿时勿使衣袖触及面部及衣

领；发现有渗漏或破损应及时更换；脱时应注意避免污染。

（3）医务人员接触多个同类传染病患者时，隔离衣或防护服若无明显污染可连续应用。

（4）如接触过疑似患者，接触第二位患者时应更换隔离衣或防护服。

（5）隔离衣或防护服被患者血液、体液、分泌物污染时，应及时更换。

（6）重复使用的隔离衣应每天更换，遇污染时及时更换、清洗并消毒。

36. 涉及传染病患者的中医诊疗操作时，穿戴防护用品应遵循怎样的程序？

答：（1）清洁区进入潜在污染区：洗手→戴一次性帽子→戴医用防护口罩→穿工作衣裤→换工作鞋后→进入潜在污染区。手部皮肤破损者戴乳胶手套。

（2）潜在污染区进入污染区：穿隔离衣或防护服→戴护目镜/防护面屏→戴手套→穿鞋套→检查穿戴是否完好→进入污染区进行中医诊疗。

37. 涉及传染病患者的中医诊疗操作时，脱防护用品应遵循怎样的程序？

答：（1）中医诊疗结束后，医务人员离开污染区进入潜在污染区前：实施手卫生→摘掉外层乳胶手套→实施手卫生→戴新的外层乳胶手套→脱护目镜或防护面屏→解开密封胶套→拉开拉链→脱防护服帽子→摘掉外层乳胶手套→实施手卫生→脱防护服和鞋套→弃置于医疗废物装放容器内→实施手卫生。

（2）从潜在污染区进入清洁区前：脱内层乳胶手套→实施手卫生→脱工作服→摘医用防护口罩→实施手卫生→摘帽子→实施手卫生。

（3）进入清洁区：沐浴、更衣→离开。

38. 无菌物品贮存有效期是多长？

答：包布类纺织材料和牙科器械盒无菌有效期为7天；一次性纸袋包装无菌有效期为30天；一次性皱纹纸、医用无纺布包、一次性纸塑袋无菌有效期为180天。

39. 无菌物品存放有什么要求？

答：无菌物品必须保持包装完整，注明物品名称、灭菌日期、失效日期，以及检查打包者姓名或编号、灭菌器编号、灭菌批次号等标识，按灭菌日期顺序置于无菌物品存放柜内，并保持存放柜清洁干燥，超过有效期应重新灭菌才能使用。置于容器中的灭菌物品（棉球、纱布等）一经打开，保存时间不应超过24h。非独立包装的针灸器具开启后使用时间不超过4h。

40. 一次性使用医疗卫生用品存放有什么要求？

答： 一次性使用医疗卫生用品应存放于阴凉干燥、通风良好的物架上，距地面≥20cm，距墙壁≥5cm，距天花板50cm。拆除外包装后，方可移入无菌物品存放间。

41. 常用消毒液的开启有效期是多久？

答： 非直接使用（需分装到小容器中使用）的瓶装碘伏、碘液、乙醇等皮肤消毒剂开启后有效期是30天；直接使用的瓶装含碘皮肤消毒剂和乙醇开启后有效期为7天。以上消毒液需标明开启时间及有效期。

42. 注射用药液的使用时限是多长？

答： 开启的无菌药液有效期为4小时；抽出的药液有效期为2小时；开启的各种溶媒有效期为24小时；开启的静脉输注胰岛素，超过2小时不得使用；开启的用于皮下注射胰岛素在室温保存（最高25℃）有效期为10天，使用中的笔芯不能放在冰箱内贮存，冰冻后的胰岛素不可以使用，必须注明启用时间。

43. 医用物品根据对人体的危险性可分为哪三类？

答： 高度危险性物品、中度危险性物品、低度危险性物品。

44. 中医诊疗器具高度危险性物品的有哪些？

答： 针刺类器具，如毫针、耳针、三棱针、芒针、皮内针、火针、皮肤针、锒提针等；微创类器具，如小针刀、刃针、铍针、水针刀、钩针、长圆针、拨针、银质针等；罐具类器具，如血罐等；灌肠类器具，如灌肠器等。

45. 中医诊疗器具中度危险性物品的有哪些？

答： 刮痧类器具，如刮痧板等；罐具类器具，如玻璃火罐、竹罐、陶罐、抽气罐、橡胶罐等。

46. 中医诊疗器具低度危险性物品的有哪些？

答： 敷熨熏浴类，如热罨包、纱布、一次性垫巾、敷料、浴盆、沐足桶等；灸类器械，如艾灸箱等，以及按摩床、治疗车、枕套、床单等。

47. 高度危险性物品的处理方法是什么？

答：（1）耐热、耐湿手术器械，应首选压力蒸汽灭菌。

（2）不耐热、不耐湿手术器械，应采用低温灭菌方法。

（3）不耐热、耐湿手术器械，应首选低温灭菌方法，无条件的医疗机构可采用灭菌剂浸泡灭菌。

（4）耐热、不耐湿手术器械，可采用干热灭菌方法。

48. 中度危险性物品的处理方法是什么？

答： 一般情况下达到消毒即可，可选用高水平或中水平消毒法。

49. 低度危险性物品的处理方法是什么？

答： 一般可用低水平消毒方法，或只作一般的清洁处理即可。

50. 哪些物品适宜用煮沸的方式消毒？

答： 煮沸主要适用于金属、玻璃制品、织物或其他耐热、耐湿物品的中医诊疗器具消毒。使用方法：符合 A_0 值 3 000（相当于 90℃ /5min，或 93℃ /2.5min）的要求。干燥后保存备用。

51. 含氯消毒剂的适用范围？

答： 含氯消毒剂属高效消毒剂。适用于非金属类、耐腐蚀的中医诊疗器具的消毒，以及中医诊疗环境中的物体表面、空气消毒及血液、体液、分泌物、排泄物等的消毒。使用时含氯消毒剂应现配现用，使用前进行浓度测试且有相关记录，使用时限 ≤ 24h。

52. 过氧乙酸的适用范围？

答： 过氧乙酸属灭菌剂，适用于物品、环境的消毒与灭菌。常用以下三种方法：

（1）浸泡法：一般污染使用 0.1%～0.2% 浓度，浸泡 15min 达到消毒作用，30min 达到灭菌作用。

（2）擦拭法：所用药物浓度和作用时间同浸泡法。

（3）喷洒法：一般污染表面用 0.2%～0.4% 作用 30～60min。

53. 乙醇的适用范围？

答： 乙醇属中效消毒剂，适用于皮肤、物品表面及医疗器械的消毒。使用方法分为浸泡和擦拭两种：浸泡需要作用 30min 以上，擦拭使用浸有 75% 乙醇的棉球或其他替代物品擦拭被消毒部位，待干即可。乙醇对皮肤黏膜有刺激性，对金属无腐蚀性，受有机物影响较大，易挥发、不稳定、易燃，使用时需要注意。

54. 为何要进行消毒灭菌效果监测？

答： 消毒灭菌效果监测是评价消毒灭菌设备运转是否正常、消毒药械是否有效、消毒方法是否合理、消毒效果是否达标的唯一手段。

55. 中医诊疗室需进行环境卫生学及消毒灭菌效果监测的常见项目有哪些？

答：（1）空气细菌培养监测。

（2）手表面细菌培养监测。

（3）物体表面细菌培养监测。

（4）使用中的消毒剂和灭菌剂细菌培养监测。

（5）消毒后和灭菌后的中医诊疗器具细菌培养监测。

（6）紫外线消毒效果监测。

56. 使用中的消毒剂浓度怎样进行监测？

答： 一般使用专用的监测浓度比色试纸进行监测。例如过氧乙酸、含氯消毒剂使用 G-1 型消毒剂浓度试纸，戊二醛有专用的戊二醛浓度测试卡。鉴于部分消毒剂浓度测试卡比色范围有限，如配制超出比色范围浓度的消毒剂进行检测时，应按所需对消毒液进行等倍稀释后再行测定。比如欲检测 2 000mg/L 浓度的消毒液，但比色卡上限为 1 000mg/L 时，需对待测消毒液进行等倍稀释后进行测定。注意：消毒剂浓度比色卡应放置在阴凉、避光、防潮的环境下保存，并在有效期内使用。

57. 手卫生效果的常用监测采样方法有哪些?

答:(1)棉拭子采样:将浸有无菌0.03ml/L磷酸盐缓冲液或生理盐水采样液的棉拭子1支在双手指曲面从指根到指端来回涂擦各2次(一只手涂擦面积30cm²),并随之转动采样棉拭子,剪去手接触部位,将棉拭子放入装有10ml采样液的试管内送检。采样面积按平方厘米(cm²)计算。若采样时手上有消毒剂残留,采样液应含相应中和剂。

(2)印压法采样:洗手后打开培养基盖,将培养基采样面直接印压在待检测手4指并拢表面10s后,盖上盖子立即送检验科微生物室检测(如不能马上送检,应放置于2~8℃冰箱保存,不得超过6h)。

58. 卫生手消毒效果要求细菌菌落总数不超过多少? 不得检出哪些致病性微生物?

答:卫生手消毒效果要求细菌菌落总数应≤10CFU/cm²,不得检出金黄色葡萄球菌、乙型溶血性链球菌等致病性微生物,儿科病房的医护人员手上,不得检出沙门菌。

59. 皮肤消毒剂涂在皮肤上就能消毒吗?

答:当然不是。皮肤消毒必须遵循规范流程,使用合适的消毒剂才能真正达到消毒作用。需要注意以下几点:首先,在消毒前需要进行彻底的清洁;其次,需要确认消毒剂是否在有效期内;最后,合适的消毒剂浓度、正确的消毒范围和足够的作用时间才能保证良好的消毒效果。

60. 被传染性疾病污染的中医器械是否需要先消毒再清洗?

答:不需要。清洗前如采用物理或化学方法先消毒,可使附着在器械上的蛋白质凝固变性,增加清洗难度,甚至会形成生物膜导致灭菌不彻底。因此,参照《消毒供应中心 第1部分:管理范围》WS 310.1—2016的要求,被艾滋病、乙型病毒性肝炎等传染性疾病污染的器械不需要先消毒再清洗。

61. 中医诊疗环境物体表面与地面清洁消毒有什么要求?

答:(1)普通区域的物体表面、地面无污染时只需进行日常的清洁卫生工作,用清水或加清洁剂湿抹物表和湿拖地面即可,遇血液、体液、分泌物、排泄物等污染时即刻消毒。特殊区域和重点区域的地面和各种台面等物体表面，每天均应消毒。

（2）消毒方法：用有效氯 500mg/L 含氯消毒剂溶液湿拖或湿抹，对容易生锈的部位，消毒作用 30min 后，可用清水擦洗。各区域抹布、拖把要分开使用，不得混用，标记明确，分开清洗，悬挂晾干，抹布、拖把应定期消毒。

62. 中医治疗床上直接接触患者的床上用品更换频次如何？

答： 一人一用一更换，如遇污染及时更换。

63. 一次性中医诊疗用品使用后或过期，可以重新灭菌后使用吗？为什么？

答： 一次性中医诊疗用品使用后不得重复使用。过期的一次性中医诊疗用品不可重新灭菌后使用。一次性中医诊疗物品过期后再次灭菌可能会有以下改变：产品原材料老化变脆，易增加微粒；如经环氧乙烷再次灭菌，会增加环氧乙烷的残留量；如经辐射灭菌，可改变高分子材料的性能，如强度不够、易脆裂；过期物品有可能有微生物生长，在灭菌后，微生物菌体裂解及代谢产物易发生热原反应，增加医院感染风险。

64. 使用后的拔火罐具可以在洗手池进行清洗吗？

答： 罐具清洗应使用专用水池，不得与洗手池共用。有条件应与诊疗区域分开，在独立的区域清洗。罐内如存有血液、体液、分泌物等，有污水处理设施并排放达标的医疗机构可直接倒入污水处理系统；无污水处理设施的医疗机构，应先用吸湿材料吸附去除可见污染，将罐具置于流动水下冲洗后，再用医用酶洗液浸泡刷洗、清水冲洗，最后按要求进行消毒。

65. 进行拔罐、刮痧、中药足疗、热熨敷、艾灸等操作时的器具和物品如何消毒或灭菌？

答： 根据《基层医疗机构医院感染管理基本要求》，进行拔罐、刮痧、中药足疗等操作时严格执行无菌技术操作规程，相关器具和物品做到"一人一用一消毒"或"一人一用一灭菌"。有条件的医疗机构可交由消毒供应中心集中处置，无条件的可由使用科室自行处理。根据器具接触部位不同、污染程度不同，所选择的消毒灭菌方式也不同。

（1）低度危险性物品消毒：通常情况下，中药足疗、热熨敷、艾灸等操作所用到的器具仅接触患者完整皮肤，属于低度危险性物品，可选择如下处理方式：①药浴容器：使用后将一次性塑料袋连同药浴液一并去除，避免药浴液遗撒容器内；清水冲刷容器，去除残留的液体污渍；用含有效氯500mg/L消毒液刷洗；隔离患者用1 000～2 000mg/L含氯消毒液浸泡消毒30min；清洗后干燥保存；②中药布袋用完后用500mg/L含氯消毒液浸泡消毒30min，隔离患者用1 000～2 000mg/L含氯消毒液浸泡消毒30min，清洗干净后，晒干备用；③艾灸箱每次使用后用清水擦拭，保持清洁。每日诊疗结束后，使用500mg/L含氯消毒剂或等效消毒湿巾擦拭消毒，隔离患者专人专物专用，终末使用后用1 000～2 000mg/L的含氯消毒剂擦拭作用30min后，清水冲洗，晾干备用。

（2）中度危险性物品消毒：拔罐、刮痧等器具操作过程中易引起皮肤表面屏障破坏，应行高水平消毒：①火罐：完全没入酶洗液浸泡，作用时间遵循产品说明书；普通火罐清水冲洗后用含有效氯500mg/L的消毒液，清水冲洗，干燥备用；②刮痧器具：先用流动水刷洗，去除表面附着物，非金属类的刮痧器具用含有效氯500mg/L的消毒液，如遇血液体液污染使用含有效氯2 000～5 000mg/L的消毒液浸泡30min，清水冲洗，干燥备用；金属类刮痧器具，宜选用热力消毒，符合A_0值3 000（相当于90℃/5min，或93℃/2.5min）的要求。干燥后保存备用。

（3）高度危险性物品消毒：血罐等器具接触到破损皮肤或黏膜时，则必须进行灭菌处理。使用后应完全浸没入清洁剂（如含酶洗液）浸泡（浸泡时间依据产品说明书），漂洗干净后，选择压力蒸汽灭菌（首选）或化学灭菌处置（灭菌剂的浓度、浸泡方法、浸泡时间参照厂家说明书）。

66. 针灸操作前，患者的皮肤穴位如何消毒？

答： 皮肤穴位消毒，一般使用75%乙醇棉球或棉签消毒施针穴位，也可以使用《医疗机构消毒技术规范》推荐的其他皮肤消毒剂。消毒棉球或棉签"一穴一换"，不应使用同一个棉球或棉签擦拭2个以上穴位。消毒前后注意手卫生，不可用手触摸已消毒过的皮肤穴位，且要待皮肤干燥才方可进行针灸操作。

67. 中医针刺治疗针具使用后用 75% 乙醇消毒，再重复"专人专用"，可以吗?

答: 不可以。针灸针具穿透皮肤，进入人体无菌组织，属于高度危险性物品，应达到灭菌水平，而 75% 乙醇属于中效消毒剂，无法达到灭菌水平。"专人专用"看似没有接触到其他患者的无菌组织和体液，但实际上，针灸针接触了患者的皮肤、无菌组织、医师的手和诊疗环境，会有一定数量的细菌和有机物附着，如果清洗不彻底、灭菌不符合要求，可能成为医源性感染的高危因素。因此这种做法是不可取的。

68. 在进行药物穴位注射疗法时，多个穴位间可以使用同一个注射器针头吗?

答: 不可以。如果使用同一个注射器针头，不仅增加医务人员的职业暴露风险，也可能由于多次穿刺导致针头钝化或折断，发生不良事件。

69. 熏蒸床单位怎么消毒?

答: 熏蒸床每次使用后用 500mg/L 含氯消毒液擦洗消毒一次，每天彻底清洗熏蒸床，治疗用一次性垫巾一人一换。

70. 熏蒸隔离的患者后怎么做好消毒隔离?

答: 首先要做到一次性垫巾专人专用，使用后熏蒸床单位用 1 000~2 000mg/L 的含氯消毒液进行擦拭消毒。

71. 使用中的艾灸箱不小心倾倒接触到患者怎么办?

答: 首先关注有无发生烫伤。

72. 艾灸隔离的患者怎么做好消毒隔离?

答: 首先要做到一次性垫巾一用一换；艾灸箱专人专用，使用后用 1 000~2 000mg/L 的含氯消毒液进行擦拭消毒。

73. 隔离的患者可以刮痧吗?

答: 可以，操作时严格按标准预防执行，物品用具专人专用。终末消毒时，刮痧板先用 1 000~2 000mg/L 的含氯消毒液浸泡消毒 30min 后，再用清水清洁，晾干备用。有条件的医院可选择送消毒供应中心集中清洗消毒。

74. 刮痧时患者出现皮肤损伤怎么办？

答： 刮痧过程中患者出现皮肤损伤时应及时停止对该处皮肤继续刮痧，用无菌纱布清洁皮肤后，用生理盐水清洗皮肤损伤处，再覆盖无菌纱布，保持创面清洁，待其自然愈合。若皮肤损伤面积较大时应及时就医处理。

75. 熏蒸、热熨敷、艾灸等温度过高烫伤患者怎么办？

答： 如因熏蒸温度过高不慎烫伤皮肤，局部出现小水疱，可嘱患者衣着宽松避免摩擦，防止破损，任其吸收，一般2~5天即可愈合。如水疱较大，可用消毒毫针刺破水疱，放出水液，再适当外涂烫伤油或覆盖无菌纱布等，保持创面清洁。

76. 中药熏蒸室应如何进行消毒？

答： 患者每次使用过的熏蒸床用500mg/L含氯消毒溶液擦拭，熏蒸室每晚用紫外线灯照射1h消毒。

77. 中药泡浴治疗用物如何使用和处理？

答： 药浴容器内应先套一次性清洁塑料袋，再盛装药液，塑料袋及药液一人一用一更换，不可重复使用。治疗结束后将一次性塑料袋连同药液一并去除，使用清水冲刷容器，去除残留液体及污渍。最后用500mg/L含氯消毒溶液刷新消毒药浴容器，干燥保存备用。

78. 中医治疗室空气怎么消毒？

答： 每日空气消毒机或紫外线灯消毒中医治疗室1h，如遇流感高发季节应增加消毒频次，每天至少2次，每次1h。

79. 艾灸时没有专用排烟系统怎么办？

答： 如果没有专用排烟管道，建议使用移动式的排烟机，同时打开门窗通风，减少烟雾。

80. 室内如何使用紫外线消毒?

答: 紫外线灯适用于无人状态下室内消毒。应采取悬吊式或移动式直接照射。安装时紫外线灯（30W 紫外线灯，在 1.0m 处的强度 $> 70\mu W/cm^2$）应 $\geqslant 1.5W/m^3$，照射时间 $\geqslant 30min$。

81. 紫外线消毒有哪些注意事项?

答:（1）应保持紫外线灯表面清洁，每周用 95%（体积比）乙醇擦拭一次。发现灯管表面有灰尘、油污时，应及时擦拭。

（2）用紫外线消毒室内空气时，房间内应保持清洁干燥，当使用环境温度 $< 20℃$ 或 $> 40℃$，或相对湿度 $> 60\%$ 时，应适当延长照射时间。

（3）采用紫外线消毒物品表面时，应使消毒物品表面充分暴露于紫外线。

（4）采用紫外线消毒纸张、织物等粗糙表面时，应适当延长照射时间，且两面均应受到照射。

（5）采用紫外线杀灭被有机物保护的微生物及空气中悬浮粒子多时，应加大照射剂量。

（6）室内有人时不应使用紫外线灯照射消毒。

（7）不应在易燃易爆的场所使用。

（8）紫外线强度计每年至少标定一次。

82. 在有人状态下，室内空气消毒应如何进行?

答: 空气消毒机适用于有人状态下室内空气的消毒（人机共存）。

83. 化学空气消毒法的适用范围是什么?

答: 化学空气消毒包括过氧乙酸熏蒸或喷雾，或用含氯消毒剂、过氧乙酸进行超低容量喷雾消毒，用化学因子臭氧进行空气消毒等方法。主要适用于无人状态下室内空气的消毒。

84. 中医诊疗涉及穿刺部位的皮肤消毒，其消毒范围如何?

答: 肌肉、皮下的微创治疗、针灸部位等消毒方法主要是涂擦，以治疗或穿刺部位为中心，由内向外缓慢旋转，逐步涂擦，共 2 次，消毒皮肤面积普通针刺类范围应 $\geqslant 5cm \times 5cm$，微创治疗皮肤消毒范围应 $\geqslant 15cm \times 15cm$。

85. 中医微创操作后，如有切口（伤口）需要换药，其顺序如何？

答：应该按清洁切口（伤口）→污染切口（伤口）→感染切口（伤口）→隔离切口（伤口）的顺序进行。

86. 多重耐药菌感染的患者可以做中医诊疗操作吗？

答：可以。多重耐药菌是指对临床使用的三类或三类以上抗菌药物同时呈现耐药的细菌。主要通过接触传播。在中医诊疗操作中，只要做好相应的隔离措施，如诊疗操作时，安排在单间，限制人员出入；医务人员做好个人防护，可能污染工作服时，应穿隔离衣，严格执行手卫生；中医诊疗器具及物品专人专用，一次性中医诊疗器具使用后，投入双层感染性医疗废物袋内，可复用中医诊疗器具参照隔离患者相关要求进行清洗、消毒/灭菌。诊疗结束后对诊疗环境行终末消毒。

87. 在为艾滋病病毒感染患者进行中医诊疗操作时，应当采取哪些防护措施？

答：尽量避免为艾滋病病毒感染患者进行有创的中医诊疗操作。如确需进行，则医务人员在做好标准预防的基础上，应充分评估感染风险，加强自身防护。

（1）进行操作时必须戴手套，操作完毕，脱去手套后立即洗手，必要时进行手消毒。当医务人员手部皮肤破损时，应尽量避免为艾滋病病毒感染患者进行治疗，如确需该医师治疗时，医师必须佩戴双层手套。

（2）在诊疗、护理操作过程中，如可能发生血液、体液飞溅时，医务人员应加戴护目镜/防护面屏，加穿具有防渗透性能的隔离衣或者围裙。

（3）减少无关人员走动，保持周围环境安全，避免因拥挤碰撞或其他突发因素导致的锐器伤。

（4）涉及锐利器具操作时，应尽量使用安全器具，避免手持，坚决杜绝徒手传递器械。使用后的锐器立即放入锐器盒内，不分离器械。锐器盒盛放满3/4时，及时清理和更换，避免器械外露、溢出而发生职业暴露。

88. 患有呼吸道传播疾病的患者可以做中医治疗吗?

答: 尽量避免为患有呼吸道疾病的患者进行中医治疗,如确需治疗,应加强自身防护。

(1)将患者安置于通风良好的诊室或负压病房内。

(2)在条件允许的情况下,患者应佩戴医用口罩。

(3)医务人员佩戴医用防护口罩,必要时戴护目镜或防护面屏。严格按照手卫生规范做好手卫生。

(4)诊疗结束后,诊疗物品参照隔离患者中医诊疗器具清洗消毒方法进行清洗消毒。诊疗环境按照先空气、后物表的顺序进行终末消毒。

89. 患有水痘的患者可以进行艾灸吗?

答: 尽量避免为患有水痘的患者进行中医治疗,如确需治疗,操作者应加强自身防护,戴医用防护口罩、戴手套进行操作。艾灸时应尽量避开水疱部位,防止局部皮肤烫伤。如果患者为小儿,应适当减少艾灸时间,每个穴位灸 3~5min 即可。

90. 中医诊疗过程中发生职业暴露后如何进行局部应急处理?

答: (1)锐器伤:①在伤口旁轻轻挤压,由近心端向远心端挤,尽可能挤出损伤处血液,禁止在伤口局部挤压;②用肥皂液和流动水冲洗伤口;③用 75% 乙醇或 0.5% 碘伏进行伤口消毒。

(2)皮肤黏膜污染:①用洗手液和流动水冲洗污染皮肤;②用生理盐水反复冲洗黏膜。

91. 职业暴露后处理流程和报告程序如何?

答: 立即进行局部应急处理→报告科室主任、护士长→填写《医务人员职业暴露登记表》→报告医院感染管理科或预防保健科,由相关部门给予评估与指导→定期复查有关项目,进行血清学追踪随访→复印结果交医院感染管理部门或预防保健科存档。

92. 发生职业暴露后,根据暴露的感染源不同,应采取何种预防感染措施?

答: 当发生职业暴露时,应根据暴露的感染源不同,采取相应的预防感染措施。

（1）乙型肝炎病毒：根据发生职业暴露的医务人员的乙肝病毒相关检测结果，给予乙肝免疫球蛋白和／或接种乙肝疫苗。

（2）丙型肝炎病毒：不推荐采用接触后预防措施。发生职业暴露的医务人员在暴露后定期进行丙肝病毒相关检测。

（3）梅毒螺旋体：给予青霉素240万U单次肌内注射。青霉素过敏者，可选用大环内酯类抗生素口服，连续14日。

（4）艾滋病病毒：尽快采取接触后预防措施。立即对发生暴露的医务人员进行评估，决定实施预防性用药方案，并进行艾滋病病毒追踪。

93. 中医微创类治疗前应采取哪些预防感染的措施？

答：（1）治疗前，应建议患者提前一天行全身沐浴以减少皮肤暂居菌数量。

（2）如患者微创治疗部位以外的皮肤有感染时，应待其感染治愈后再行微创治疗。

（3）有效控制糖尿病患者的血糖水平。

（4）微创治疗应在专用微创治疗室进行，如有条件可在门诊手术室进行，微创治疗室按门诊手术室进行管理。

（5）有明显皮肤感染或者患呼吸道感染疾病，以及携带或感染多重耐药菌的医务人员，在未治愈前不应参加治疗。

（6）微创治疗人员应严格按照《医务人员手卫生规范》WS/T 313—2019进行外科手消毒。

（7）提高患者术前的抵抗力，纠正水、电解质失衡、贫血、低蛋白血症等。

94. 中医微创类治疗操作过程中预防感染的措施有哪些？

答：（1）保证所处治疗室或手术室门关闭，尽量保持室内正压通气、环境表面清洁，最大限度减少人员数量和人员流动。

（2）保证使用的中医诊疗器具、物品等达到灭菌水平。

（3）治疗过程中，医务人员要严格遵循无菌技术原则和手卫生规范。

（4）操作人员接触组织要尽量轻柔，有效止血，最大限度地减少组织损伤。

（5）如需进行局部冲洗时，应当使用无菌生理盐水等液体。

95. 中医微创类治疗操作后预防感染的措施有哪些？

答：（1）拔针或治疗结束后用无菌棉签或棉球压迫止血，微创治疗的创口可使用无菌敷料覆盖。

（2）嘱患者 24h 内局部皮肤避免沾水等预防感染。

（3）接触患者治疗部位时应当进行手卫生。

（4）嘱患者观察其治疗部位的整体情况，如出现分泌物时及时到医院就诊，进行微生物培养，结合微生物报告进行有效处理。

96. 什么是医疗废物？分为哪几类？

答：医疗废物是指医疗卫生机构在医疗、预防、保健以及其他相关活动中产生的具有直接或间接感染性、毒性以及其他危害性的废弃物。分为感染性、病理性、损伤性、药物性、化学性废物五类。①感染性废物：携带病原微生物具有引发感染性疾病传播危险的医疗废物；②病理性废物：诊疗过程中产生的人体废弃物和医学实验动物尸体等；③损伤性废物：能够刺伤人体的废弃的医用锐器；④药物性废物：过期、淘汰、变质或者被污染的废弃的药品；⑤化学性废物：具有毒性、腐蚀性、易燃易爆性的废弃的化学物品。

97. 中医诊疗操作中常见的医疗废物有哪几类？如何管理？

答：（1）中医诊疗操作中常见的医疗废物有：

1）医疗废物：①感染性废物：如使用后的棉签、棉球、无菌纱布、一次性治疗巾、一次性垫巾、隔离患者使用的非损伤性的医疗用物等；②损伤性废物：如各类针具、破损的玻璃火罐等；③药物性废物：使用后的艾灸条、敷熨熏浴后的中药材等；④化学性废物：消毒剂或助燃用乙醇等。

2）生活垃圾：各类物品的包装袋、包装盒以及干手纸等。

（2）中医诊疗操作后产生的医疗废物应分类收集，且避免与生活垃圾混放。用后的针灸针等医疗锐器必须放入锐器盒；其他医疗废物放入黄色医疗废物袋；盛装的医疗废物达到包装物或者容器的 3/4 时即应打包，严密封扎袋口；若为传染性医疗废物使用双层医疗废物袋盛装，应分层包扎；密闭包装后的锐器盒和黄色医疗废物袋应填写好医疗废物密封标识，放入周转箱运送；科室医疗废物储存时间不得超过 1 天（日产日清），双人交接登记，资料保存 3 年。

98. 中医诊疗过程中产生的医疗废物处置应遵循哪些原则?

答:(1)分类收集原则:减少有害有毒废物和带传染性废物的数量,有利废物的回收和处理。

(2)回收利用原则:避免浪费。

(3)减量化原则:通过重复利用、破碎、压缩、焚烧等手段,减少固体废物的体积和数量。

(4)无公害原则:废物处理必须遵守环保及卫生法规标准要求。

(5)分散与集中处理相结合的原则:分类收集的废物分别进行处理。

99. 传染病患者产生的医疗废物应当如何处置?

答:(1)传染病或者疑似传染病患者产生的生活垃圾,应按照医疗废物进行管理和处置。

(2)传染病或者疑似传染病患者的呕吐物或排泄物,应当按照规定严格消毒,达到国家规定的排放标准后,方可排入污水处理系统。

(3)传染病或者疑似传染病患者产生的医疗废物应当使用双层包装物,并及时密封。

100. 医院医疗废物的暂存设施设备要求如何?

答:(1)远离医疗区、食品加工区、人员活动区和生活垃圾存放场所,方便医疗废物运送人员及运送工具、车辆的出入。

(2)有严密的封闭措施,设专(兼)职人员管理,防止非工作人员接触医疗废物。

(3)有防鼠、防蚊蝇、防蟑螂的安全措施。

(4)防止渗漏和雨水冲刷。

(5)易于清洁和消毒。

(6)避免阳光直射。

(7)设有明显的医疗废物警示标识和"禁止吸烟""禁止饮食"的警示标识。

第六章
中医诊疗技术感染防控
评价标准

第一节　中医针刺技术感染防控评价标准

项目	评价内容	分值	评价方法	评价标准
操作前	1. 环境准备 2. 器械准备 3. 个人防护 4. 患者准备	25分	1. 诊室环境整洁干净，提前自然通风，光线充足，避风 2. 按操作要求备好无菌针具 3. 操作前穿工作服、手卫生、戴口罩、戴手套 4. 充分评估者。保护隐私，做好保暖，做到一人一巾	1. 环境准备不充分（扣2~5分） 2. 器具准备不符合要求或无菌物品过期（扣2~5分） 3. 未执行手卫生或手卫生不符合要求（扣2~5分） 4. 未穿着工作服、佩戴口罩、手套或口罩、手套佩戴不规范（扣2~5分） 5. 未充分评估患者、患者有针刺禁忌证。未保护隐私或未做好保暖；保暖巾或一次性垫巾重复使用（扣2~5分）
操作中	1. 操作规程 2. 消毒方法	40分	1. 根据患者取穴选取合适的针具，检查针具性能 2. 认真询问患者感觉，消除紧张心理 3. 遵守中医针刺技术的诊疗操作规范 4. 密切观察患者反应，进行健康宣教	1. 针具大小不合适及未检查针具的性能（扣2~5分） 2. 未及时询问患者的感受（扣2~5分） 3. 未按照中医针刺技术的诊疗操作规范进行操作（扣2~5分） 4. 未关注患者反应或无健康宣教（扣2~5分）

续表

项目	评价内容	分值	评价方法	评价标准
操作中	1. 操作规程 2. 消毒方法	40分	5. 起针时棉签按压止血 6. 起针后检查针数，防止遗漏 7. 接触患者后应行手卫生 8. 严格执行针刺部位消毒操作规范，注意消毒时间及消毒范围	5. 针刺后未用无菌干棉签轻压针孔至止血（扣2~5分） 6. 未检查针数或检查数量不正确（扣2~5分） 7. 接触患者后未进行手卫生（扣2~5分） 8. 未严格执行消毒操作规范，消毒范围不足，消毒时间不够或同一棉球/棉签消毒多个部位。（扣2~5分）
操作后	1. 织物处理 2. 器械处理 3. 器械保存方法 4. 环境消毒 5. 职业暴露的预防与处理	35分	1. 织物更换、清洗与消毒 2. 按规范将非传染病患者与传染病或疑似传染病患者使用后的物品进行终末消毒，包括一次性使用器械处理和可复用器械处理 3. 按规范保存器械 4. 对环境表面清洁、消毒 5. 做好针刺伤预防措施并熟知职业暴露处理应急预案	1. 未按规范更换织物、清洗与消毒（扣2~5分） 2. 器具未按要求处理（扣2~10分） 3. 器具未按要求保存（扣2~5分） 4. 未执行环境、物表消毒或消毒不规范，消毒剂浓度不达标，消毒时间不足，消毒频次错误等（扣2~10分） 5. 操作者未做好针刺伤预防措施或对职业暴露的处理应急预案不熟悉（扣2~5分）

第二节　中医微创技术感染防控评价标准

项目	评价内容	分值	评价方法	评价标准
操作前	1. 环境准备 2. 器械准备 3. 个人防护 4. 患者准备	30分	1. 检查中医微创操作室符合独立微创治疗室或门诊手术室条件 2. 按操作要求备好无菌诊疗用物	1. 诊疗环境不符合微创治疗室要求（扣2~5分） 2. 诊疗用物不符合要求或无菌物品过期（扣2~5分）

项目	评价内容	分值	评价方法	评价标准
操作前	1. 环境准备 2. 器械准备 3. 个人防护 4. 患者准备	30分	3. 操作者执行外科洗手、戴帽子、外科口罩、无菌手套，穿无菌手术衣 4. 按规范做好门诊手术室人员管理 5. 充分评估患者	3. 未洗手或洗手不符合要求（扣2~5分） 4. 未按要求穿戴口罩、帽子、无菌手套，未穿手术衣等（扣2~5分） 5. 非工作人员穿行门诊手术室或参观者超过规定人数（扣2~5分） 6. 未充分评估患者，患者有微创禁忌证（扣2~5分）
操作中	1. 操作规程 2. 消毒方法	35分	1. 根据患者手术部位选取合适的体位 2. 认真询问患者感觉，消除紧张心理 3. 遵守中医微创技术的诊疗操作规范 4. 密切观察患者反应，进行健康宣教 5. 术后创口按压止血，并予无菌敷料覆盖 6. 手术后应行手卫生 7. 严格执行微创部位消毒操作规范，注意消毒时间及消毒范围	1. 患者体位不舒适或影响医师操作（扣2~5分） 2. 未及时询问患者的感受（扣2~5分） 3. 未按照中医微创技术的诊疗操作规范进行操作（扣2~5分） 4. 未关注患者反应或无健康宣教（扣2~5分） 5. 术后未用无菌敷料轻压创口至止血或按压后未予无菌敷料覆盖（扣2~5分） 6. 手术后未进行手卫生（扣2~5分） 7. 未严格执行消毒操作规范，消毒范围不足，消毒时间不够或同一棉球/棉签消毒多个部位（扣2~5分）
操作后	1. 织物处理 2. 器械处理 3. 器械保存方法 4. 环境消毒 5. 职业暴露的预防与处理	35分	1. 织物更换、清洗与消毒 2. 按规范将非传染病患者与传染病或疑似传染病患者使用后的物品进行终末消毒，包括一次性使用器械处理和可复用器械处理 3. 按规范保存器械	1. 未按规范更换织物、清洗与消毒（扣2~5分） 2. 器具未按要求处理（扣2~10分） 3. 器具未按要求保存（扣2~5分）

续表

项目	评价内容	分值	评价方法	评价标准
操作后	1. 织物处理 2. 器械处理 3. 器械保存方法 4. 环境消毒 5. 职业暴露的预防与处理	35分	4. 对环境表面清洁、消毒 5. 做好针刺伤预防措施并熟知职业暴露处理应急预案	4. 未执行环境、物表消毒或消毒不规范，消毒剂浓度不达标，消毒时间不足，消毒频次错误等（扣2~10分） 5. 操作者未做好针刺伤预防措施或对职业暴露的处理应急预案不熟悉（扣2~5分）

第三节　中医刮痧技术感染防控评价标准

项目	评价内容	分值	评价方法	评价标准
操作前	1. 环境准备 2. 器械准备 3. 个人防护 4. 患者准备	30分	1. 诊室环境整洁干净，提前自然通风，光线充足，避风 2. 按操作要求备齐刮痧用物 3. 操作前穿工作服、手卫生、戴口罩、戴手套 4. 充分评估患者。保护隐私，做好保暖，做到一人一巾	1. 环境准备不充分（扣2~5分） 2. 刮痧用物准备不充分或无菌物品过期或刮痧板未一人一用一消毒（扣2~10分） 3. 未执行手卫生或手卫生不符合要求（扣2~5分） 4. 未穿着工作服、佩戴口罩、手套或口罩、手套佩戴不规范（扣2~5分） 5. 未充分评估患者、患者有刮痧禁忌证。未保护隐私、做好保暖；保暖巾或一次性垫巾重复使用（扣2~5分）
操作中	1. 操作规程 2. 消毒方法	35分	1. 认真询问患者感觉，消除紧张心理 2. 遵守中医刮痧技术的诊疗操作规范 3. 刮痧器具一人一用一清洁一消毒，专人专用 4. 密切观察患者反应，进行健康宣教	1. 未及时询问患者的感受（扣2~5分） 2. 未按照中医刮痧技术的诊疗操作规范进行操作（扣2~5分） 3. 刮痧器具未专人专用、未一人一用一消毒（扣2~10分） 4. 未关注患者反应或无健康宣教（扣2~5分）

项目	评价内容	分值	评价方法	评价标准
操作中	1. 操作规程 2. 消毒方法	35分	5. 接触患者后应行手卫生 6. 患者施治部位的消毒方法符合规范要求	5. 接触患者后未进行手卫生（扣2~5分） 6. 患者刮痧部位未进行清洁或消毒（扣2~5分）
操作后	1. 织物处理 2. 器械处理 3. 器械保存方法 4. 环境消毒 5. 职业暴露的预防与处理	35分	1. 织物更换、清洗与消毒 2. 按规范将非传染病患者与传染病或疑似传染病患者使用后的物品进行终末消毒，包括一次性使用器械处理和可复用器械处理 3. 按规范保存器械 4. 对环境表面清洁、消毒 5. 做好标准预防措施并熟知职业暴露处理应急预案	1. 未按规范更换织物、清洗与消毒（扣2~5分） 2. 器具未按要求处理（扣2~10分） 3. 器具未按要求保存（扣2~5分） 4. 未执行环境、物表消毒或消毒不规范，消毒剂浓度不达标，消毒时间不足，消毒频次错误等（扣2~10分） 5. 操作者未做好标准预防措施或对职业暴露的处理应急预案不熟悉（扣2~5分）

第四节　中医拔罐技术感染防控评价标准

项目	评价内容	分值	评价方法	评价标准
操作前	1. 环境准备 2. 器械准备 3. 个人防护 4. 患者准备	25分	1. 诊室环境整洁干净，提前自然通风，光线充足，避风，操作区域避开易燃物品 2. 按操作要求备齐拔罐用物 3. 操作前穿工作服、手卫生、戴口罩、戴手套	1. 环境准备不充分，或操作区域有易燃物品（扣2~5分） 2. 拔罐用物准备不充分或无菌物品过期或火罐有明显污迹或未晾干（扣2~5分） 3. 未执行手卫生或手卫生不符合要求（扣2~5分）

续表

项目	评价内容	分值	评价方法	评价标准
操作前	1. 环境准备 2. 器械准备 3. 个人防护 4. 患者准备	25分	4. 充分评估患者。保护隐私，做好保暖，做到一人一巾	4. 未穿着工作服、佩戴口罩、手套或口罩、手套佩戴不规范（扣2~5分） 5. 未充分评估患者、患者有拔罐禁忌证。未保护隐私、做好保暖；保暖巾或一次性垫巾重复使用（扣2~5分）
操作中	1. 操作规程 2. 消毒方法	40分	1. 认真询问患者感觉，消除紧张心理 2. 遵守中医拔罐技术的诊疗操作规范 3. 拔罐用物一人一用，专人专用 4. 密切观察患者反应，进行健康宣教 5. 起罐方法正确 6. 起罐后对破损皮肤或水疱处理规范 7. 接触患者后应行手卫生 8. 患者施治部位的消毒方法符合规范要求	1. 未及时询问患者的感受（扣2~5分） 2. 未按照中医拔罐技术的诊疗操作规范进行操作（扣2~5分） 3. 拔罐用物未专人专用（扣2~5分） 4. 未关注患者反应或无健康宣教（扣2~5分） 5. 起罐方法不正确导致皮肤损伤（扣2~5分） 6. 起罐后对破损皮肤或水疱处理不规范，有感染的风险（扣2~5分） 7. 接触患者后未进行手卫生（扣2~5分） 8. 患者拔罐部位未进行清洁或消毒或未按规范进行消毒（扣2~5分）
操作后	1. 织物处理 2. 器械处理 3. 器械保存方法 4. 环境消毒 5. 职业暴露的预防与处理	35分	1. 织物更换、清洗与消毒 2. 按规范将非传染病患者与传染病或疑似传染病患者使用后的物品进行终末消毒，包括一次性使用器械处理和可复用器械处理 3. 按规范保存器械	1. 未按规范更换织物、清洗与消毒（扣2~5分） 2. 器具未按要求处理（扣2~10分） 3. 器具未按要求保存（扣2~5分）

续表

项目	评价内容	分值	评价方法	评价标准
操作后	1. 织物处理 2. 器械处理 3. 器械保存方法 4. 环境消毒 5. 职业暴露的预防与处理	35分	4. 对环境表面清洁、消毒 5. 做好锐器伤预防措施并熟知职业暴露处理应急预案	4. 未执行环境、物表消毒或消毒不规范，消毒剂浓度不达标，消毒时间不足，消毒频次错误等（扣2~10分） 5. 操作者未做好锐器伤预防措施或对职业暴露的处理应急预案不熟悉（扣2~5分）

第五节　中医灸疗技术感染防控评价标准

项目	评价内容	分值	评价方法	评价标准
操作前	1. 环境准备 2. 器械准备 3. 个人防护 4. 患者准备	25分	1. 诊室环境整洁干净，提前自然通风，光线充足，避风，操作区域避开易燃物品 2. 按操作要求备齐灸疗用物 3. 操作前穿工作服、手卫生、戴口罩、戴手套 4. 充分评估患者。保护隐私，做好保暖，做到一人一巾	1. 环境准备不充分，或操作区域有易燃物品（扣2~5分） 2. 灸疗用物准备不充分或艾灸用具有明显污迹或异味（扣2~5分） 3. 未执行手卫生或手卫生不符合要求（扣2~5分） 4. 未穿着工作服、佩戴口罩、手套或口罩、手套佩戴不规范（扣2~5分） 5. 未充分评估患者、患者有灸疗禁忌证。未保护隐私、做好保暖；保暖巾或一次性垫巾重复使用（扣2~5分）
操作中	1. 操作规程 2. 消毒方法	40分	1. 认真询问患者感觉，消除紧张心理 2. 遵守中医灸疗技术的诊疗操作规范 3. 灸疗盒一人一用一消毒 4. 密切观察患者反应，进行健康宣教	1. 未及时询问患者的感受（扣2~5分） 2. 未按照中医灸疗技术的诊疗操作规范进行操作（扣2~5分） 3. 灸疗盒未一人一用一消毒（扣2~5分） 4. 未关注患者反应或无健康宣教（扣2~5分）

续表

项目	评价内容	分值	评价方法	评价标准
操作中	1. 操作规程 2. 消毒方法	40 分	5. 艾灰勿弹出容器外，做好防火。及时清理艾灰，避免艾灰掉落到皮肤烫伤皮肤 6. 因施灸不慎灼伤皮肤引起水疱要规范处理 7. 接触患者后应行手卫生 8. 患者施治部位的消毒方法符合规范要求	5. 艾灰弹出容器外，有着火风险。未及时清理艾灰，艾灰掉落到皮肤烫伤皮肤（扣 2~5 分） 6. 灼伤皮肤后水疱处理不规范，有感染的风险（扣 2~5 分） 7. 接触患者后未进行手卫生（扣 2~5 分） 8. 患者灸疗部位未进行清洁或消毒或未按规范进行消毒（扣 2~5 分）
操作后	1. 织物处理 2. 器械处理 3. 器械保存方法 4. 环境消毒 5. 职业暴露的预防与处理	35 分	1. 织物更换、清洗与消毒 2. 按规范将非传染病患者与传染病或疑似传染病患者使用后的物品进行终末消毒，包括一次性使用器械处理和可复用器械处理 3. 按规范保存器械 4. 对环境表面清洁、消毒 5. 做好标准预防措施并熟知职业暴露处理应急预案	1. 未按规范更换织物、清洗与消毒（扣 2~5 分） 2. 器具未按要求处理（扣 2~10 分） 3. 器具未按要求保存（扣 2~5 分） 4. 未执行环境、物表消毒或消毒不规范，消毒剂浓度不达标，消毒时间不足，消毒频次错误等（扣 2~10 分） 5. 操作者未做好标准预防措施或对职业暴露的处理应急预案不熟悉（扣 2~5 分）

第六节　中药封包热熨技术感染防控评价标准

项目	评价内容	分值	评价方法	评价标准
操作前	1. 环境准备 2. 器械准备 3. 个人防护 4. 患者准备	25 分	1. 诊室环境整洁干净，提前自然通风，光线充足，避风 2. 按操作要求备齐中药封包热熨用物	1. 环境准备不充分（扣 2~5 分） 2. 中药封包热熨用物准备不充分或中药封包布袋有明显污迹或异味（扣 2~5 分）

项目	评价内容	分值	评价方法	评价标准
操作前	1. 环境准备 2. 器械准备 3. 个人防护 4. 患者准备	25分	3. 操作前穿工作服、手卫生、戴口罩、戴手套 4. 充分评估患者。保护隐私，做好保暖，做到一人一巾	3. 未执行手卫生或手卫生不符合要求（扣2~5分） 4. 未穿着工作服、佩戴口罩、手套或口罩、手套佩戴不规范（扣2~5分） 5. 未充分评估患者、未保护隐私、做好保暖；保暖巾或一次性垫巾重复使用（扣2~5分）
操作中	1. 操作规程 2. 消毒方法	40分	1. 认真询问患者感觉，消除紧张心理 2. 遵守中医热熨技术的诊疗操作规范 3. 中药封包布袋一人一用一消毒 4. 密切观察患者反应，进行健康宣教 5. 中药封包温度适宜 6. 接触患者后应行手卫生 7. 患者施治部位的消毒方法符合规范要求	1. 未及时询问患者的感受（扣2~5分） 2. 未按照中医热熨技术的诊疗操作规范进行操作（扣2~5分） 3. 中药封包布袋未一人一用一消毒（扣2~5分） 4. 未关注患者反应或无健康宣教（扣2~5分） 5. 中药封包温度过高引起烫伤（扣2~10分） 6. 接触患者后未进行手卫生（扣2~5分） 7. 患者热熨部位未进行清洁或消毒或未按规范进行消毒（扣2~5分）
操作后	1. 织物处理 2. 器械处理 3. 器械保存方法 4. 环境消毒 5. 职业暴露的预防与处理	35分	1. 织物更换、清洗与消毒 2. 按规范将非传染病患者与传染或疑似传染病患者使用后的物品进行终末消毒，包括一次性使用器械处理和可复用器械处理 3. 按规范保存器械 4. 对环境表面清洁、消毒	1. 未按规范更换织物、清洗与消毒（扣2~5分） 2. 器具未按要求处理（扣2~10分） 3. 器具未按要求保存（扣2~5分） 4. 未执行环境、物表消毒或消毒不规范，消毒剂浓度不达标，消毒时间不足，消毒频次错误等（扣2~10分）

项目	评价内容	分值	评价方法	评价标准
操作后	1. 织物处理 2. 器械处理 3. 器械保存方法 4. 环境消毒 5. 职业暴露的预防与处理	35 分	5. 做好标准预防措施并熟知职业暴露处理应急预案	5. 操作者未做好标准预防措施或对职业暴露的处理应急预案不熟悉（扣 2 ~ 5 分）

第七节　中医熏蒸类技术感染防控评价标准

项目	评价内容	分值	评价方法	评价标准
操作前	1. 环境准备 2. 器械准备 3. 个人防护 4. 患者准备	35 分	1. 诊室环境整洁干净，提前自然通风，光线充足，避风 2. 按操作要求备齐熏蒸用物 3. 按要求套双层一次性清洁塑料袋，做好一人一份，绝不重复使用 4. 需要自行配置的熏蒸液，按照要求合理配置，现配现用，一用一更换 5. 操作前穿工作服、手卫生、戴口罩、戴手套 6. 充分评估患者。保护隐私，做好保暖，做到一人一巾	1. 环境准备不充分（扣 2 ~ 5 分） 2. 熏蒸用物准备不充分或熏蒸用具有明显污迹或异味（扣 2 ~ 5 分） 3. 未按要求套上双层清洁塑料袋或清洁塑料袋重复使用（扣 2 ~ 5 分） 4. 熏蒸液未按要求现配现用，或熏蒸液重复使用（扣 2 ~ 5 分） 5. 未执行手卫生或手卫生不符合要求（扣 2 ~ 5 分） 6. 未穿着工作服、佩戴口罩、手套或口罩、手套佩戴不规范（扣 2 ~ 5 分） 7. 未充分评估患者、患者有熏蒸禁忌证。未保护隐私、做好保暖；保暖巾或一次性垫巾重复使用（扣 2 ~ 5 分）
操作中	1. 操作规程 2. 消毒方法	40 分	1. 认真询问患者感觉，消除紧张心理	1. 未及时询问患者的感受（扣 2 ~ 5 分）

项目	评价内容	分值	评价方法	评价标准
操作中	1. 操作规程 2. 消毒方法	40分	2. 遵守中医熏蒸技术的诊疗操作规范 3. 熏蒸容器一人一用一消毒 4. 密切观察患者反应，进行健康宣教 5. 地板上洒出的熏蒸液要及时清理 6. 熏蒸液温度适宜 7. 接触患者后应行手卫生 8. 患者施治部位的消毒方法符合规范要求	2. 未按照中医熏蒸技术的诊疗操作规范进行操作（扣2~5分） 3. 熏蒸容器未一人一用一消毒（扣2~5分） 4. 未关注患者反应或无健康宣教（扣2~5分） 5. 地板上洒出的熏蒸液未及时清理，有跌倒的风险（扣2~5分） 6. 熏蒸液温度过高引起烫伤（扣2~5分） 7. 接触患者后未进行手卫生（扣2~5分） 8. 患者熏蒸部位未进行清洁或消毒或未按规范进行消毒（扣2~5分）
操作后	1. 织物处理 2. 器械处理 3. 器械保存方法 4. 环境消毒 5. 职业暴露的预防与处理	25分	1. 织物更换、清洗与消毒 2. 按规范将非传染病患者与传染病或疑似传染病患者使用后的物品进行终末消毒，包括一次性使用器械处理和可复用器械处理 3. 按规范保存器械 4. 对环境表面清洁、消毒 5. 做好标准预防措施并熟知职业暴露处理应急预案	1. 未按规范更换织物、清洗与消毒（扣2~5分） 2. 器具未按要求处理（扣2~5分） 3. 器具未按要求保存（扣2~5分） 4. 未执行环境、物表消毒或消毒不规范，消毒剂浓度不达标，消毒时间不足，消毒频次错误等（扣2~5分） 5. 操作者未做好标准预防措施或对职业暴露的处理应急预案不熟悉（扣2~5分）

第八节　中医中药灌肠技术感染防控评价标准

项目	评价内容	分值	评价方法	评价标准
操作前	1. 环境准备 2. 器械准备 3. 个人防护 4. 患者准备	35分	1. 诊室环境整洁干净，提前自然通风，光线充足，避风 2. 按操作要求备齐灌肠用物 3. 使用无菌治疗包盛放中药，做到一人一换 4. 需要自行配置的中药灌肠液，按照要求合理配置，现配现用 5. 操作前穿工作服、手卫生、戴口罩、戴手套 6. 充分评估患者。保护隐私，做好保暖，做到一人一巾	1. 环境准备不充分（扣2~5分） 2. 灌肠用物准备不充分或无菌用物过期（扣2~5分） 3. 盛放中药的无菌治疗包重复使用（扣2~5分） 4. 中药灌肠液未按要求现配现用（扣2~5分） 5. 未执行手卫生或手卫生不符合要求（扣2~5分） 6. 未穿着工作服、佩戴口罩、手套或口罩、手套佩戴不规范（扣2~5分） 7. 未充分评估患者、患者有灌肠禁忌证。未保护隐私、做好保暖；保暖巾或一次性垫巾重复使用（扣2~5分）
操作中	1. 操作规程 2. 消毒方法	40分	1. 认真询问患者感觉，消除紧张心理 2. 遵守中医灌肠技术的诊疗操作规范 3. 密切观察患者反应，进行健康宣教 4. 地板上洒出的灌肠液要及时清理 5. 灌肠液温度适宜 6. 接触患者后应行手卫 7. 对患者施治部位进行清洁	1. 未及时询问患者的感受（扣2~5分） 2. 未按照中医灌肠技术的诊疗操作规范进行操作（扣2~5分） 3. 未关注患者反应或无健康宣教（扣2~5分） 4. 地板上洒出的灌肠液未及时清理，有跌倒的风险（扣2~5分） 5. 灌肠液温度过高引起直肠黏膜糜烂出血（扣2~5分） 6. 接触患者后未进行手卫生（扣2~5分） 7. 未对患者肛门口进行清洁（扣2~5分）

项目	评价内容	分值	评价方法	评价标准
操作后	1. 织物处理 2. 器械处理 3. 器械保存方法 4. 环境消毒 5. 职业暴露的预防与处理	25分	1. 织物更换、清洗与消毒 2. 按规范将非传染病患者与传染病或疑似传染病患者使用后的物品进行终末消毒，包括一次性使用器械处理和可复用器械处理 3. 按规范保存器械 4. 对环境表面清洁、消毒 5. 做好标准预防措施并熟知职业暴露处理应急预案	1. 未按规范更换织物、清洗与消毒（扣2～5分） 2. 器具未按要求处理（扣2～5分） 3. 器具未按要求保存（扣2～5分） 4. 未执行环境、物表消毒或消毒不规范，消毒剂浓度不达标，消毒时间不足，消毒频次错误等（扣2～5分） 5. 操作者未做好标准预防措施或对职业暴露的处理应急预案不熟悉（扣2～5分）

主要参考文献

1. 中国艰难梭菌医院感染预防与控制指南 [J]. 中华医院感染学杂志，2018，28（23）：3674-3680.

2. 胡必杰，高晓东，韩玲样，等. SIFIC 医院感染预防与控制标准操作规程 [M]. 上海：上海科学技术出版社，2019.

3. 孙秋华. 中医护理学 [M]. 北京：人民卫生出版社，2012.

4. 杨金生. 中医刮痧师 [M]. 北京：中国中医药出版社，2009.

5. 黄美，芮庆林. 中医刮痧发生晕痧的原因分析及护理对策 [J]. 全科护理，2014，12（4）：328-329.

6. 秦艳秋. 医院感染管理防控预案在突发传染病防控中的作用 [J]. 当代护士（中旬刊），2016（6）：79-81.

7. 朱萍，沈敏，裘巧燕，等. 三种消毒方法对中医拔罐器的消毒效果研究 [J]. 护理与康复，2019，18（8）：58-60.

8. 胡国庆. 新标准对医疗机构消毒灭菌的新要求 [J]. 华西医学，2018，33（3）：253-258.

9. 薛世萍，马忠祥，程麦莉. 浅析中医院中医诊疗过程中的医院感染管理 [J]. 西部中医药，2015，28（11）：60-61.

10. 舒静. 中医临床操作消毒管理与医院感染关系的研究 [J]. 湖北中医杂志，2011，33（5）：60-61.

11. 鲁晓玲. 控制传染病医院院内感染的隔离消毒措施分析 [J]. 中国卫生产业，2017，14（35）：134-135.

12. 黄艳群，许秋群，何小琴. 持续质量改进促进中医技术操作的医院感染控制 [J]. 中医药管理杂志，2019，27（16）：172-173.

13. 孙高亭，高亚芬. 中医适宜技术操作相关的院感防控管理 [J]. 中医药管理杂志，2019，27（20）：233-234.

14. 牛红玲. 中医医院的院感管理工作思考 [J]. 中医药现代远程教育，2010，8（16）：144.

15. 范珊红，李海峰，谭庆，等. 武汉火神山医院新型冠状病毒肺炎感染防控关键技术流程 [J]. 中华医院感染学杂志，2020，30（12）：1621-1627.